JAKOB OERTLI

Schamanisches Heilbuch

Warum wir krank
und wie wir gesund werden

W0054736

WILHELM HEYNE VERLAG
MÜNCHEN

Das vorliegende Buch ist sorgfältig erarbeitet worden.
Dennoch erfolgen alle Angaben ohne Gewähr.
Weder Autor noch Verlag können für eventuelle Nachteile oder Schäden,
die aus den im Buch gemachten praktischen Hinweisen resultieren, eine
Haftung übernehmen.

Für Jan

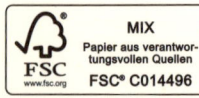

Verlagsgruppe Random House FSC-DEU-0100
Das für dieses Buch verwendete
FSC®-zertifizierte Papier *Lux Cream*
liefert Stora Enso, Finnland.

3. Auflage
Taschenbucherstausgabe 04/2010

Copyright © 2008 by nymphenburger in der
F.A. Herbig Verlagsbuchhandlung GmbH, München
Alle Rechte vorbehalten
Printed in Germany 2011
Umschlaggestaltung: Guter Punkt, München
unter Verwendung von Motiven von © Milos Luzanin/Shutterstock
und © Elena Ray/Shutterstock
Herstellung: Helga Schörnig
Satz: C. Schaber Datentechnik, Wels
Druck und Bindung: GGP Media GmbH, Pößneck
ISBN 978-3-453-70128-1

www.heyne.de

INHALT

1. KAPITEL

Um was es geht

In diesem Kapitel entdecken Sie

- wie Schamanen heilen,

- wieso es sich lohnt, einen eigenen Weg zu gehen,

- wie Sie dank Selbstheilung auf Ihren eigenen Weg gelangen,

- mit wem Sie es zu tun haben,

- was von Ihnen verlangt wird,

- und die Vorteile des schamanischen Heilens.

MIT HEILUNG WOLLTE ICH MICH NICHT BESCHÄFTIGEN. Auf solche Fragen antwortete ich immer mit: »Ich bin kein Heiler!« Im Schamanismus interessierten mich ganz andere Dinge: die praktische Anwendung im Alltag, bei der Arbeit, in Beziehungen, an Kraftorten. Doch dann erkrankte ich, wobei sich die Symptome nur so häuften und alle gleichzeitig auftraten. Normalerweise bin ich ein gesunder Mensch, doch nun hatte ich nicht nur eine Magen-Darm-Grippe, sondern auch eine Bronchitis, begleitet von hohem Fieber, heftigem Husten und Nasenbluten, zudem äußerst schmerzhafte Hämorrhoiden, einen Nagelpilz, ferner fand der Zahnarzt, meine Zähne seien zu dünn, könnten demnächst brechen und hätten Säureschäden, außerdem schmerzte meine linke Ferse so stark, dass ich kaum gehen konnte, ebenfalls tat mein rechtes Knie und meine Hüfte weh. Eine lange Liste! Unübersehbar war etwas nicht in Ordnung, etwas musste ich ändern. Aber was? Schon seit vielen Jahren praktizierte ich Schamanismus und wusste mittlerweile nur zu gut, dass mein Zustand mir etwas Wichtiges sagen wollte. Ich analysierte also, spürte tief in mich hinein, unternahm schamanische Reisen, machte alles, was ich über die Zeit so gelernt hatte. Aber welche Methode ich auch immer anwendete, alles zeigte unwiderruflich in die gleiche Richtung: Ich musste ein Heiler werden. Ein Heiler? Nein, das war nicht meine Welt, nicht meine Berufung, nicht mein Weg. Ein schamanischer Lehrer? Ja. Ein Autor? Ja. Aber nicht ein Heiler. Wozu dann diese unmissverständliche Aufforderung zum Heilen?

Wäre diese Aufforderung zum ersten Mal gekommen, hätte ich ihr wohl bei solch heftigem innerem Widerstand wenig Beachtung geschenkt. Es war aber nicht das erste Mal. Gut anderthalb Jahre vorher hatte ich eine ähnliche Häufung von körperlichen Symptomen. Damals brach ich bei einem Joggingunfall die rechte Hand, als ich über eine Wurzel strauchelte, prellte gleichzeitig meine Rippen und kratzte die Beine blutig. Unmittelbar nach dem Unfall bekam ich schier unerträgliche Ohrenschmerzen und wurde kurz danach gleichzeitig von mindestens acht Wespen gestochen. Natürlich fragte ich auch damals nach der Meldung. Und sie hieß genau gleich: Werde ein Heiler! Lerne mit deiner Hand zu heilen. Ich nahm die Meldung zwar wahr, vergaß sie aber schnell wieder, als meine Hand wieder gut war und ich keine Schmerzen mehr hatte.

Ich beschäftigte mich damals mit anderen Themen und wollte ein Buch über eine langjährige Leidenschaft – Kraftorte – schreiben. Aber ich kam dabei nicht richtig in den Fluss, es stockte, etwas, was mir beim Schreiben bisher noch nie geschehen war. Auch dieses Zeichen beachtete ich zu wenig. Und was mit einer Erkältung begann, die monatelang einfach nicht verschwinden wollte, wurde mit der Zeit zur oben beschriebenen Anhäufung von Symptomen.

Diesmal nahm ich die Aufforderung ernst. Ich stoppte die Arbeit am Buch über Kraftorte und begann eine intensive Reise in die Welt des Heilens. Aus dieser Reise entstand das vorliegende Buch.

Das Resultat ist unerwartet. Ich musste mein bisheriges Verständnis über Krankheit und Heilen völlig revidieren und ein neues System über das Zusammenwirken von Körper, Aura und Seele aufbauen. Zu Beginn hatte ich Mühe, meinen Beobachtungen und den Erlebnissen auf meinen schamanischen Reisen zu trauen, denn vieles war anders, als ich es von

Gesprächen, Büchern oder Zeitschriften her zu kennen glaubte. Doch irgendwie, tief unten, machte es Sinn, klang es an. Als ich einige der sonderbareren Erkenntnisse anderen Menschen erzählte, wurden sie manchmal wütend, verneinten alles durchwegs oder glaubten es nur teilweise. So war ich gezwungen, selbst immer wieder alles in Frage zu stellen. Aber ich konnte es drehen, wie ich wollte, immer wieder kam ich auf das gleiche: Heilen hat mit eigenen Wegen im Leben, mit Menschwerdung im ursprünglichsten Sinne zu tun und nichts mit Symptombekämpfung. Aber niemand will leiden, die Schmerzen müssen vergehen – die ganze Welt der Medizin will Krankheiten zum Verschwinden bringen, deshalb ist die Symptombekämpfung immer zuoberst auf der Liste. Doch es geht anders. In diesem Buch zeige ich Ihnen, wie Sie die Krankheiten an der Wurzel angehen können.

Der Alltag wird zum Lehrmeister

Selbstverständlich war es mir am Anfang noch nicht gleichermaßen klar, dass Symptombekämpfung unbedeutend war, und ich konzentrierte mich bei meiner Reise in die Welt des Heilens auf meine körperlichen Leiden. Ich experimentierte mit verschiedenen Techniken des Heilens und brachte auch einige meiner Symptome schnell zum Verschwinden, andere blieben jedoch hartnäckig. Letzteres frustrierte mich, und ich dachte zwischendurch – der innere Widerstand gegen das Heilen war ja noch nicht gänzlich verschwunden –, es ist wohl doch nichts mit dem Heilen.
Doch dann brachten eine Reihe von Erlebnissen Klarheit. Diese hatten zwar auf den ersten Blick nichts mit meinen körperlichen Leiden zu tun, doch erkannte ich einen tieferen Zusammenhang. Genauso werden wir übrigens im Verlauf

des Buches sehen, wie alles, was mit uns geschieht, für unsere Heilung bedeutend ist. So wurden mir auf einer Geschäftsreise nach Lissabon im Bus zum Flughafen alles Geld, meine Kreditkarten und die Ausweise gestohlen. Ich merkte davon nichts, bis ich am Flughafen-Check-in ankam. Erst dort realisierte ich, dass alles weg war. Panik! Der Mann am Check-in fand dann aber, er könne mich trotzdem einchecken, sofern ich zuerst zur Polizei ginge. Bei der Flughafenpolizei musste ich dann unendlich lange warten – zum Glück, denn während des Wartens kam ein Anruf, sie hätten meine Dokumente in einem Bahnhof gefunden. Mit einem Taxi raste ich dorthin, bekam alles nach weiterem langem und nervösem Warten wieder, aber ohne Geld und ohne Kreditkarten. Nach einer erneuten Taxifahrt konnte ich mich am Flughafen gerade noch einchecken, bevor der Schalter schloss. Die kurze, verbleibende Zeit bis zum Abflug reichte gerade, um die Karten sperren zu lassen und neue zu bestellen, die ich für eine unmittelbar folgende Ferienreise benötigte. Und wie es der Zufall wollte, saß im Flugzeug ein Priester neben mir, der ein Buch mit dem Titel »Gott hat dich nicht vergessen« las.

Es war ein Ereignis, dass tief ging, denn ich hatte schon immer Angst davor, in einer solchen Situation meine Ausweise zu verlieren und dann nicht mehr nach Hause zu können. Ich analysierte die Symbolik der Situation und verstand, dass diese mit dem Tod zu tun hatte, welcher gewissermaßen auch ein Nachhausekommen darstellt. Es war wirklich wie beim Sterben, ich musste das Materielle (= Geld) und meine »unsichtbare« Lebensenergie beziehungsweise meine Aura (= Kreditkarten) zurücklassen. (Keine Sorge, auf solche Begriffe und Zusammenhänge werden wir im Verlauf des Buches noch detailliert eingehen.) Eine Zeit lang war ich ganz ohne Identität, bis ich sie wieder zurückerhielt. Bei dieser neuen Identität fehlten aber der Körper und die Aura. Nach unserem Tod

13

werden wir wohl auch noch existieren, aber eben ohne Körper und ohne Aura. Es wurde klar, ich musste mehr über den Tod erfahren. Hier war der Schlüssel begraben.

Meine Beschäftigung mit dem Tod brachte mich zum Thema Loslassen. Ich verstand, wie jede Krankheit, jedes Symptom dazu da ist, uns auf unsere Vergänglichkeit aufmerksam zu machen, uns also das Sterben zu lernen. Im Prinzip sind wir während unseres ganzen Lebens laufend am Sterben, immer mehr verlieren wir unsere Identifikation mit dem Körper, und so werden wir immer mehr unser echtes Selbst, ein Selbst, welches nicht unser Körper ist. Können wir unser Leben so fließen lassen, dann kommt es nicht mehr darauf an, ob unser Körper frei von Symptomen ist oder nicht. Wir sind wir. Und das ist alles, was zählt. Heilen hat somit nichts mit dem Verschwinden von Krankheiten oder mit Symptombekämpfung zu tun. Ja, Symptombekämpfung ist sogar völlig belanglos. Heilen, auf der anderen Seite, hat mit Ganzwerden zu tun, und darauf konzentrieren wir uns. Selbstverständlich ignorieren wir die Krankheit dabei nicht, sondern sie wird ein wertvoller Wegweiser voller Lektionen. Und haben wir die Lektionen begriffen, verschwinden sogar einige der Symptome.

Meine Beschäftigung mit meiner eigenen Vergänglichkeit löste heftige Gefühle aus. Einmal musste ich einen ganzen Nachmittag lang weinen, und auch hier – wie innen, so außen – folgte ein heftiges Gewitter und tagelanger Dauerregen, was in der Schweiz zu einem Jahrhunderthochwasser führte. Gefühle und Wasser gehören zusammen … Die Überschwemmungen waren zwar eine Katastrophe, und auch in meinem Wohnort in Windisch, welcher gleich neben dem Zusammenfluss dreier wichtiger Schweizer Flüsse liegt, standen viele Häuser unter Wasser und zahlreiche Menschen mussten evakuiert werden. Am Anfang kämpften die Feuerwehrleute und das Militär gegen die Fluten, doch irgendwann wurde es zuviel, und es gab nichts anderes zu tun, als zuzuschauen, wie das Wasser höher und höher kam. Ich stand auch dort und spürte, wie bei allen eine eigenartige Ruhe entstand. Es war die Ruhe des Seins, des reinen Seins. Der Kampf war aufgegeben, es ging nur noch um Sein.

Ich merkte: Es ging im Leben darum, diesen Zustand des Seins zu erleben. Während des Lebens ist er zwar nicht vollständig erreichbar, doch kann ich ihm immer näher und näher kommen, sodass ich ihn genau beim Sterben erreiche. Heilung ist der Weg zu diesem Sein. Und auch hier bestätigte mein Alltag die Vermutung. Kurz nach diesem Erlebnis starb die Mutter meiner damaligen Partnerin, und nochmals wurde Tod ein Thema.

Aber wie gehen wir konkret vor? Wie lernen wir, wir selbst zu werden? Wie lernen wir, unseren ureigenen Weg Richtung Liebe zu gehen? Und, vor allem, wie helfen uns unsere Krankheiten dabei? Die Philosophien und Methoden des Schamanen eignen sich vortrefflich hierzu. Beginnen wir aber nun von vorne und stellen uns die Fragen: Was ist Schamanismus? Was ist Heilung?

Schamanismus und Heilung

Kurz zusammengefasst kennzeichnen lediglich zwei Elemente den Schamanen:
1. Er ist ein Mensch, der konsequent seinen Weg geht.
2. Als Unterstützung hierzu ändert er mitunter seine Wahrnehmung, um in einer anderen Wirklichkeit Hilfe zu erhalten.

Zum eigenen Weg: Schamanen stecken in vielen Spannungsfeldern oder Ungleichgewichten. Diese werden hauptsächlich durch Erfahrungen aus der eigenen Vergangenheit und insbesondere aus der Kindheit geprägt. Der Schamane spricht hier von Wunden oder Blockaden, die er aufzulösen hat. Sein Weg führt aus diesen Spannungsfeldern und zusehends zu Harmonie, zu Gleichgewicht, Liebe, Freiheit oder wie dieser Zustand auch immer genannt wird. Dieser Weg wird durch das Herz gefunden, das heißt, wir folgen dann unserem Pfad, wenn wir jede Entscheidung mit dem Herzen treffen. Dieser letzte Satz ist so wichtig, dass ich ihn wiederhole: Jede Entscheidung wird mit dem Herzen gefällt; nicht mit dem Kopf (der Logik) und nicht mit dem Bauch (den Gefühlen), sondern mit dem Herzen. Wie dies genau geht, werden wir selbstverständlich im Detail ansehen.

Zur Änderung der Wahrnehmung: Als Unterstützung kann ein Schamane vorübergehend seine Wahrnehmung ändern und die materielle Welt des Alltags verlassen, um in einer spirituellen Wahrnehmung Hinweise über konkrete Anliegen seines Wegs zu erhalten. Diese Reise – Vision oder schamanische Reise genannt – ist meist voller Symbole und Erlebnisse, die in Zusammenhang mit dem Anliegen stehen. Die schamanische Reise wird mithilfe eines spirituellen Helfers unternommen, einer Gestalt aus der spirituellen Welt, welche dem Schamanen freundlich gesinnt ist und ihn auf der schamanischen Reise leitet. Später in diesem Buch werden Sie erfahren, wie hier genau vorgegangen wird.

Diese beiden Elemente sind die Essenz des Schamanismus. Alles andere, was sichtbar mit Schamanismus in Verbindung gebracht wird, wie Rituale, Schwitzhütten, Rasseln oder Tänze, sind lediglich zusätzliche Hilfsmittel, welche entweder den eigenen Weg oder die Änderung der Wahrnehmung unterstützen.

Die beiden Aspekte des Schamanismus lassen sich mit einem Fluss vergleichen. Dieser entstammt dem Gebirge, also von einem Ungleichgewichtszustand, und sucht danach ständig sein eigenes Flussbett, bis er das Meer oder den Gleichgewichtszustand erreicht. In diesem Vergleich gibt die schamanische Reise dem Fluss die Möglichkeit, sich selbst aus der Vogelperspektive zu betrachten. Dies hilft ihm zu sehen, wo es als nächstes für ihn durchgeht.

Die schamanische Reise in die spirituelle Welt ist jedoch nur ein Hilfsmittel, eine Art Krücke. Mit der Zeit lernt der Schamane, seinen Weg direkt im Alltag abzulesen. Die Ereignisse und Begebenheiten des Alltags werden so zu den Wegweisern. Der Fluss muss sich dann nicht mehr aus der Vogelperspektive anschauen, um sein eigenes Flussbett zu finden. Er kann einfach fließen, das Wasser merkt von alleine, wo die Ufer sind.

Zur Heilung: Für den Schamanen ist Heilung im weitesten Sinne identisch mit dem Gehen des eigenen Weges. Kein Mensch befindet sich aber ständig und zu hundert Prozent auf seinem Weg. Deshalb bedeutet Heilung im engeren Sinne auch die Rückkehr auf den eigenen Weg, nachdem eine Abweichung festgestellt wurde. Die körperlichen Symptome sind nun Zeichen dieser Abweichung und geben so die Möglichkeit, eine Heilung im engeren Sinne einzuleiten. Schauen wir uns nun diese Zusammenhänge etwas genauer an.

Krankheit und Gesundheit

Krankheiten sind also Abweichungen von unserem Weg. Mit den kausalen Ursachen von Krankheiten kommen wir zwar dauernd in Berührung, so hat es überall Viren, Bakterien, Pilzsporen oder dergleichen. Ob sich aus diesem Kontakt jedoch eine Krankheit ergibt, ist davon abhängig, ob wir auf unserem Weg sind oder nicht. Betonen möchte ich (hier sieht der Schamane die Dinge anders, als wir das gewohnt sind!), dass der Begriff Krankheit nicht mit der An- oder Abwesenheit von

Symptomen zusammenhängt. Wir können auch ohne Symptome krank sei. Umgekehrt heißt alleine die Anwesenheit von Symptomen nicht, dass wir krank sind. Das Kriterium für eine Krankheit ist, ob sie uns betroffen macht oder nicht. Wenn uns also die Grippe betroffen macht, sie bei uns also beispielsweise ein Gefühl auslöst, dann sind wir krank. Macht sie uns hingegen nicht oder nicht mehr betroffen, dann sind wir gesund. Selbstverständlich wird uns eine Grippe in den seltensten Fällen nicht betroffen machen, aber stellen Sie sich zum Beispiel chronische Krankheiten wie Diabetes vor. Aus einem schamanischen Blickwinkel ist ein Diabetiker gesund, wenn sein Zustand bei ihm keine Betroffenheit mehr auslöst, auch wenn er täglich Insulin spritzen muss. Jedermann kann also gesund werden, unabhängig davon, ob dauerhafte Symptome vorhanden sind oder nicht.

Eine Krankheit erfüllt also zwei Zwecke. Erstens ist sie ein Zeichen, dass wir nicht mehr auf unserem Weg sind, und zweitens ist sie ein Wegweiser zurück zum Weg. Wie wir diese Wegweiser lesen, werden wir später ausführlich behandeln. Jetzt gilt es zu erkennen, dass eine Krankheit ein Lehrer ist, welcher uns unterstützt, und nicht ein Gegner, den es zu bekämpfen gilt. Wir begegnen also einer Krankheit mit Respekt und nicht mit Abscheu.

Vollständige Gesundheit ist jedoch sehr schwierig, denn immer wieder werden wir uns verirren und vom eigenen Weg abkommen, denn jeder neue Schritt ist immer Neuland. Dies macht aber nichts; es besteht kein Anspruch, perfekt zu sein. Lieber einen Weg gehen, Abweichungen und Krankheiten in Kauf nehmen, als sich aus lauter Angst vor der Abweichung überhaupt nicht mehr bewegen!

Werden Krankheit und Gesundheit auf diese Art betrachtet, so ist Krankheit nicht mehr schlecht und Gesundheit gut. Beides sind einfach Zustände, die zum Menschen gehören, und beide haben ihre Berechtigung. Beide sind eine Sprache, dank der wir verstehen können, wo wir sind. Krankheit ist also weder zu verurteilen noch möglichst unsichtbar zu machen. Im Gegenteil, kaum etwas gibt uns so wertvolle Hinweise über uns, wie unsere Krankheiten.

Fassen wir zusammen:

- Heilung im weitesten Sinne entspricht unserem Weg im Leben.
- Gesundheit bedeutet, dass wir uns auf diesem Weg befinden.
- Krankheit zeigt, dass wir von diesem Weg abgekommen sind.
- Heilung im engeren Sinne ist der Weg zurück auf unseren Weg, nachdem wir eine Abweichung festgestellt haben.

Gesundheit und Krankheit betreffen aber nicht nur den materiellen Körper. Die gleichen Zusammenhänge finden wir auch in der spirituellen Welt, dort wo der Schamane die Aura und die Seele wahrnimmt – Begriffe, die wir später noch im Detail behandeln werden.

Und wo bleiben die Rituale?

Sie werden schnell merken, dass der Schamanismus, den ich hier darstelle, nur selten Rituale verwendet. Ich habe bereits angetönt, dass diese nur weitergehende Hilfsmittel sind, um entweder den eigenen Weg zu gehen oder um die Wahrnehmung zu ändern. Trotzdem mag dies erstaunen, denn für viele Menschen sind genau diese Rituale die Essenz des Schamanismus. Wieso beschreibe ich kaum Rituale? Einerseits gibt es bereits mehr als genug Bücher darüber und – viel wichtiger – es ist mir ein Anliegen, dass Sie sich hier und jetzt, im normalen Alltag, selbst heilen können. Da nützt es wenig, wenn ich Rituale oder Zeremonien, die oft stark kulturell beeinflusst sind, darstelle. Sicher, es ist interessant, wie ein Navajo-Medizinmann eine Sandzeichnung erstellt, welche Gebete er einem Kranken widmet oder welche Opfer dabei vorgenommen werden müssen, aber wir können diese Methoden bei uns nicht wirklich anwenden. Wir brauchen einen anderen Schamanismus, einen, der uns praktische Lebenshilfe in unserem gewöhnlichen Alltag gibt.

Deshalb suche ich stets die Essenz des Schamanismus in anderen Kulturen, die Basis, auf die es wirklich ankommt, und schaue dann, wie diese bei uns im modernen Alltag angewendet werden kann. Die Essenz verändere ich dabei nicht, nur die Darstellung, die Wortwahl und die konkrete Anwendung.

Die Schulmedizin und andere Heiltechniken werden nicht ausgeschlossen

Krankheit muss nicht bekämpft werden … Dieser radikale Gesinnungswandel heißt nun nicht, dass ich die Schulmedizin oder Heiltechniken aller Art ablehne, sondern der Schamane akzeptiert auch diese Möglichkeiten als Teil seines eigenen Weges. Er geht folglich dann zum Arzt, wenn sein Weg dorthin führt, und nicht wegen einem Symptom oder wegen seiner Angst vor schlimmeren Konsequenzen.

Der Schamanismus ist deshalb auch nicht als Komplementärmedizin zu verstehen, es geht nicht um eine Ergänzung der Schulmedizin, sondern um eine gänzlich andere Art, Entscheidungen zu fällen. Diese Philosophie lehnt weder die Schulmedizin noch die Komplementärmedizin ab, sie gibt jedoch die Möglichkeit zu wählen, was in einem konkreten Fall zu tun ist. Und zwar nicht pauschal, sondern individuell für jeden einzelnen Menschen, denn jeder Mensch hat seinen eigenen Weg, und dieser ist verschieden vom Weg aller anderen.

Schamanismus ist keine Religion

Schamanismus ist eine Weltanschauung und keine Religion. Schamanismus zeigt eine Möglichkeit auf, die Welt wahrzunehmen und in ihr zu handeln. Hierzu ist kein Glaube an ein oder mehrere höhere Wesen oder an eine höhere Intelligenz nötig – schließt dies aber gleichzeitig auch nicht aus. Die schamanische Weltanschauung ist also außerhalb der Diskussion, ob Gott existiert oder nicht. Der Schamane beobachtet das Jetzt und versucht darin bestmöglich zu handeln, und seine Weltanschauung ist ein Hilfsmittel dazu.

Mit wem haben Sie es zu tun?

Geht man seinen Weg, kommt man immer zur richtigen Zeit zu den richtigen Personen und zu den richtigen Situationen. Oft ist es zwar im Moment nicht klar, wozu sie gut sind, denn meist sind wir gerade daran, ganz anderen Zielen nachzugehen, aber rückblickend macht alles doch Sinn. Bei mir war das nicht anders. Als Jugendlicher wollte ich Wissenschaftler werden, mich interessierten die Landwirtschaft und insbesondere die biologische Schädlingsbekämpfung. Dies führte mich in die Naturwissenschaften, eine Welt, an der ich als Umweltingenieur auch heute noch teilhabe. Ich verstehe also, wie diese Denkweise funktioniert, wie argumentiert, wie gearbeitet, geforscht und geplant wird.

Aber gleichzeitig, führte mich mein Weg auch in spirituelle Wahrnehmungen. Erfahrungen bei englischen Steinkreisen machten den Anfang, gefolgt von zahlreichen Reisen zu den indianischen Kulturen des Südwestens der USA. Ich war in diesem Land aufgewachsen und hatte so schon einen guten Kontakt, auf dem ich aufbauen konnte. Hier traf ich Menschen und hatte Erlebnisse, die ich mit der Naturwissenschaft nicht mehr erklären konnte, die aber genauso real waren.

Die Herausforderung, die in der Folge an mich gestellt wurde, war also, die Philosophie des Schamanen mit den realen Begebenheiten eines modernen Lebens zu verbinden. Zu Beginn war dies ein echtes Dilemma, und es galt, den Schamanismus in Beziehungen, beim Arbeiten und im ganz gewöhnlichen Alltag anzuwenden – scheinbar so verschiedene Welten! Aber es ging, und ich lernte dabei unglaublich viel. Das anfängliche Dilemma hat sich als Segen entpuppt.

Wie gehen wir vor?

Dieses Buch ist praxisorientiert und zeigt Ihnen, wie Sie die schamanische Philosophie und ihre Werkzeuge in Ihrem eigenen Leben anwenden können. Die Philosophie an sich mag zwischendurch zuerst fremd wirken, aber bedenken Sie dabei immer, eine Veränderung kann nur dann wirklich in Ihr Leben kommen, wenn Sie andere und neue Blickwinkel einnehmen. Damit dies einfacher geht, werde ich mit konkreten Übungsvorschlägen und vielen Beispielen versucht sein, alles für den modernen Menschen anwendbar und nachvollziehbar zu gestalten. Lassen Sie sich aber auf der anderen Seite nicht durch diese Vorschläge aufhalten, Sie können das Buch auch ruhig lesen, ohne die Übungen gemacht zu haben. Es ist immer auch Ihre Entscheidung, wie Sie mit einem Buch umgehen.

Das zentrale Element des Buches ist die Heilung auf drei Ebenen: dem Körper, der Aura und der Seele. Im nächsten Kapitel stelle ich hierzu das Dreipolmodell vor und zeige damit, wie wir krank und dann wieder gesund werden. Danach gehen wir drei Kapitel lang jede der drei Ebenen einzeln durch. Wie ein Schamane dies auch tun würde, werden wir dabei unsere

Krankheiten aus immer höheren oder umfassenderen Blickwinkeln betrachten. Danach widmen wir uns dem Herzen und lernen dabei, wie wir auf unserem eigenen Weg Entscheidungen fällen. Damit wir uns selbst und andere heilen können, müssen wir dann den Körper, die Aura und die Seele im Herzen zusammenfügen. Da für den Schamanen alles miteinander verbunden ist, werden wir beim Heilen auch unser Umfeld, ja die ganze Erde betrachten. Diesem Thema wird deshalb ein separates Kapitel gewidmet. Im zweitletzten Kapitel werden wir dann eins zu eins erfahren, wie wir die schamanischen Methoden in der Welt der Medizin einsetzen, und schließlich fasse ich alles anhand von Geburt und Tod zusammen.

Was es von Ihnen braucht

Damit das Vorhaben gelingt, braucht es natürlich auch von Ihnen einiges. Hier deshalb einige nützliche Eigenschaften, welche das schamanische Heilen unterstützen:

Geduld: Wege brauchen Zeit. Sie werden nicht sofort an Ihr Ziel gelangen. Überhaupt, ein Weg benötigt das ganze Leben. Immer, bis zu Ihrem Tod, gibt es einen nächsten Schritt, den es zu tun gilt. Nie ist der Weg abgeschlossen, Heilen ist also eine fortwährende Angelegenheit.

Verpflichtung: Sie müssen sich bewusst entscheiden, den Weg des Heilens zu gehen. Sie gehen damit eine Verpflichtung mit sich selbst ein. Heilen ist also nicht etwas, das Sie nur an Wochenenden machen können, Sie sind immer daran. In diesem Sinne ist Disziplin gefragt.

Akzeptanz: Auf dem Weg der Heilung müssen Sie alles akzeptieren, was kommt, das Angenehme wie auch das Unangenehme. Beides ist nötig und wichtig, beides muss angenommen werden. Unweigerlich werden Sie mitunter finden: Jetzt habe ich doch schon so viel gemacht, wieso stehe ich dann noch vor Hindernissen oder werde krank? Deshalb, weil jedes Hindernis und jede Krankheit ein Teil des Weges ist, der Ihnen neue Erkenntnisse und weitere Heilungsschritte ermöglicht. Denken Sie daran: ohne Krankheit keine Heilung, ohne Hindernisse keine Entwicklung. Akzeptieren Sie deshalb alles voller Vertrauen, was auf Sie zukommt.

Das einzige Ziel ist der eigene Weg: Setzen Sie sich keine anderen Ziele oder Erwartungen als den eigenen Weg. Ihre Symptome mögen dabei verschwinden oder auch nicht; lassen Sie dies offen. Sicher, es ist mithilfe der Techniken dieses Buches möglich, konkrete Symptome zum Verschwinden zu bringen. Sie werden aber sehen, dass dies gar nicht unbedingt immer erwünscht ist. Diese Aufforderung ist schwierig, das weiß ich, besonders dann, wenn Sie eine große Behinderung oder starke Schmerzen spüren. Sie ist aber sicherlich einen Versuch wert.

Was haben Sie davon?

Berechtigterweise fragen Sie sich vielleicht, was Sie davon haben, wenn Sie sich Ihrer Heilung widmen, Hindernisse aller Art überwinden und dabei nicht einmal eine Garantie erhalten, dass Ihre Symptome verschwinden. Was soll die Mühe? Wieso nicht eine Methode wählen, welche eine Linderung der Symptome zusichert, zu einem konkreten Ziel führt oder zumindest mehr Glück oder Komfort verspricht?

Die Antwort: Sie werden Sie selbst, Sie erkennen, wer Sie sind, Sie leben Ihr eigenes Leben und sterben Ihren eigenen Tod und kommen so in einen Zustand des Seins. Sie werden ein wahrer Mensch!

Mein spiritueller Helfer (dies ist eine Gestalt aus der spirituellen Welt, welche mich unterstützt; mehr dazu später) hatte
aber eine bessere Antwort: Mit einem großen Lachen im Ge-
sicht breitete er die Arme aus und sagte: »Alles.«
Es liegt jedoch an Ihnen zu entscheiden, ob Sie das wollen oder
nicht. Dies ist Ihr freier Wille.

Wählen Sie ein Symptom

Machen Sie die Lektüre dieses Buches gleich zum Selbst-
experiment. Ich schlage vor, dass Sie eine Krankheit oder ein
spezifisches Symptom wählen, welches Sie dann beim Lesen
begleitet.

> *Übung: Wählen Sie ein Symptom, welches Sie schon lange
> stört. Dieses kann Ihren Körper betreffen; vielleicht haben
> Sie Übergewicht, dauernd Kopfweh, Probleme mit dem
> Rücken oder auch etwas Schlimmeres wie Krebs oder
> Herzprobleme. Das Symptom darf aber auch ein anderer
> Zustand sein, welcher Ihr Wohlbefinden beeinträchtigt,
> wie häufige Angst, Depressionen oder Verzweiflung.
> Beschreiben Sie das Symptom so gut Sie können, damit
> Sie dann am Ende des Buches sehen, wie es sich verändert
> hat. Sie werden unterwegs natürlich mehr als genügend
> Gelegenheit haben, mit anderen Symptomen zu arbeiten,
> aber eines darf nun ihr Hauptbegleiter sein.*

In meinem Fall habe ich einen Nagelpilz gewählt. Nach Reisen
in die Wüste, bei denen ich oft tagelang bei hohen Temperaturen mit schweren Wanderschuhen unterwegs war, breitete sich nach und nach bei meinen Zehen ein Nagelpilz aus,
sodass heute nur drei Nägel nicht infiziert sind. Nagelpilze

sind äußerst hartnäckig und der Pilz lässt sich – da er unter dem Nagel festsitzt – kaum mit Tinkturen, Salben oder dergleichen direkt bekämpfen. Es gibt zwar Medikamente, die geschluckt werden können, wegen der Schädlichkeit für die Leber wollte ich sie jedoch nicht nehmen. Der Nagelpilz ist also ein hartnäckiges Symptom und somit ein sehr guter Lehrmeister.

Übernehmen Sie die Verantwortung

Was nun folgt, mag in gewissen Fällen erstaunlich sein, vielleicht radikal, manchmal unplausibel und unkonventionell. Dabei beschreibe ich immer meinen eigenen Blickwinkel und keinen anderen. Genauso, wie es sich lohnt, alles kritisch zu hinterfragen, müssen Sie deshalb auch bei meinen Vorschlägen und Thesen selbst bestimmen, ob Sie etwas damit anfangen können oder nicht. Die Verantwortung übernehmen in jedem Fall Sie. Und dies ist gleich ein Kernpunkt des Schamanismus: Jeder übernimmt die Verantwortung für sich selbst. Beginnen wir nun die Reise … !

2. KAPITEL

Wie ein Schamane heilt

In diesem Kapitel entdecken Sie

- die Grundsätze des schamanischen Heilens,

- die Funktionsweise des Dreipolmodells,

- wieso wir krank werden,

- wie wir wieder gesund werden,

- und die Werkzeuge des Schamanen.

Ein Schamane ist ein unabhängiger und frei denkender Mensch. Er sucht deshalb die Antworten auf seine Fragen zuallererst in sich selbst, und erst danach vergleicht er diese allenfalls mit anderen Meinungen. Die schamanische Reise ist eine von vielen Möglichkeiten, an diese innere Weisheit zu gelangen. Gleich zu Beginn meiner Beschäftigung mit der Welt des Heilens fragte ich deshalb meinen spirituellen Helfer (diese Gestalt aus der spirituellen Welt wird weiter unten beschrieben): Wie heilt ein Schamane?

Auf meiner schamanischen Reise erschien mein Helfer als schlanker, groß gewachsener Mann. Als Antwort zeigte er mir in einiger Distanz einen hohen Berg und fand, es sei meine Aufgabe, zu diesem Berg zu gelangen, um ihn danach zu erklimmen. Vor mir sah ich einen Weg, der zum Berg führte, und als ich diesen betrat, bemerkte ich, wie ich durchsichtig wurde und so in mich selbst hineinsehen konnte. Dort sah ich nun einen Film, in dem sich die genau gleiche Szene abspielte, wie ich sie gerade erlebte; was außen geschah, passierte auch in meinem Inneren – ich war also innen und außen auf einem Weg, der zu einem Berg führte. Dieser Weg zum Berg führte nun über Höhen und durch Senken. Jede Senke war mit Wasser gefüllt, welche ich jeweils durchqueren musste, um auf die nächste Anhöhe zu gelangen. In den ersten Senken konnte ich hindurchwaten, in den späteren war das Wasser jedoch tiefer und ich musste schwimmen oder tauchen, um auf die nächste Anhöhe zu gelangen. Auf diese Art erreichte ich allmählich den Fuß des Berges. Hier zeigte sich unvermittelt eine grelle, weiße Lichtkugel, und mein Helfer forderte mich auf, diese Kugel zu betreten. Dort spürte ich augenblicklich eine äußerst intensive körperliche Empfindung, eine wahre Ekstase. Gleichzeitig breitete sich das Licht in mir selbst aus.

Meine Arbeit war aber damit bei weitem nicht abgeschlossen. Unterstützt durch das weiße Licht, musste ich nun in sorgfältigen, konzentrierten Schritten auf den Berg klettern. Was oben stattfand, war nicht mehr fassbar, nicht zu beschreiben und viel zu heftig. Es schien, als sei ich noch nicht in der Lage zu begreifen, was dort dann wirklich geschehen wird. Mein Helfer drängte mich deshalb an den Ausgangspunkt der Reise zurück.

Dort bat ich ihn um einige Präzisierungen und fragte: »Was ist nun Heilen?« Mein Helfer zeigte mir einerseits das Verlassen der Senken und andererseits den Weg als Ganzes. »Was ist Krankheit?«, wollte ich weiter wissen. Er zeigte, wie ich durch das Wasser musste.

Was heißt das nun? Wie lässt sich diese Vision auf das Heilen übertragen? Der Schamane heilt sich, indem er seinen Weg geht. Seine Heilung im weitesten Sinne ist identisch mit dem eigenen Weg. Auf diesem Weg kommt er aber immer wieder zu Hindernissen oder Krankheiten, die er überwinden muss. Das Überwinden der Hindernisse ist dann die Heilung im engeren Sinn. In der schamanischen Reise war wichtig, dass ich wirklich durch das Wasser hindurch musste, es gab weder Umwege noch Brücken. Übersetzt heißt das: Heilen bedeutet, sich den Krankheiten oder Hindernissen zu stellen, voll und ganz – man muss buchstäblich durch sie hindurch. Nachdem der Schamane eine Reihe solcher Krankheiten geheilt hat, bekommt er einen direkteren Kontakt zu seiner Seele, welche in dieser Vision durch das weiße Licht symbolisiert wurde. Der Weg ist aber nicht zu Ende, mithilfe der Seele muss noch der Berg – symbolisch für unsere eigentliche Aufgabe auf der Erde beziehungsweise unsere Berufung – erklommen werden. Bemerkenswert war zudem, wie sich in meinem Inneren das Gleiche abspielte wie im Außen. Auch das ist ein wichtiger Punkt des Heilens: Die innere Reise des Schamanen ist identisch mit seiner äußeren.

Grundsätze des schamanischen Heilens

Aus schamanischer Sicht werden wir dann krank, wenn wir gegen unsere innere Wahrheit leben beziehungsweise entgegen der Absicht unserer Seele. Oder, wie ich bereits im ersten Kapitel gesagt habe, wenn wir von unserem Weg abweichen. Und wir werden dann wieder gesund, wenn wir unsere innere Wahrheit zulassen, die Seele wirken lassen beziehungsweise auf unserem Weg sind.

Dies ist aber nicht einfach, denn in unserer Gesellschaft definieren die meisten Menschen sich selbst auf der körperlichen Ebene, will heißen durch Beruf, Geschlecht, Rasse, Nationalität, Beziehungsformen, Wohlstand, Wohnort, Religion oder dergleichen. Diese Faktoren sind ihrerseits jedoch stark von anderen Menschen oder von der Umgebung beeinflusst und haben deshalb herzlich wenig mit unserem eigenen Weg zu tun. Oft sind wir sogar so stark von unserer Umgebung geprägt, dass wir nicht mehr unterscheiden können, was nun von uns selbst aus kommt und was wir von unserer Umgebung übernommen haben. Im schamanischen Heilen muss also nicht nur der Weg zugelassen werden, sondern es muss zuerst erkannt werden, wo dieser überhaupt liegt.

Wohlgemerkt, und auch das haben wir schon im ersten Kapitel gesehen, wenn der Mensch wieder gesund wird, können die Symptome auf der körperlichen Ebene verschwinden, müssen aber nicht. Unsere Symptome sind da, damit wir etwas erkennen. Haben wir das getan, sind die Symptome zwar nicht mehr nötig, was aber nicht heißt, dass sie verschwinden, wenn ihre Aufgabe erfüllt ist. Haben wir die Lektion erkannt und umgesetzt, macht uns das Symptom lediglich nicht mehr betroffen. Stört uns die Krankheit immer noch, dann haben wir die Lektionen noch nicht erkannt, die Heilung ist in diesem Punkt noch nicht vollzogen. Die Symptome sind also nicht die Krankheit, sie sind lediglich Auswirkungen oder Warnzeichen. Es ist deshalb (in aller Regel, Ausnahmen werden wir in späteren Kapiteln diskutieren) völlig sinnlos, Maßnahmen zur Bekämpfung der Symptome zu ergreifen.

Wie kommen nun Abweichungen vom eigenen Weg zustande? Es sind unsere Gesellschaft, unsere Eltern, die Lehrer und viele mehr, die es oft sogar vermeintlich gut mit uns meinen, aber uns einen Weg diktieren, der im Kern nicht der unsrige ist. Bereits in der frühesten Kindheit werden uns immer wieder fremde Wege auferzwungen, bis wir selber gar nicht mehr spüren, wer wir eigentlich sind. So entstehen sogenannte Wunden, die uns dann das ganze Leben lang prägen. Als Folge entscheiden wir später – auch dann, wenn wir alt genug wären – nach äußeren Kriterien wie Anerkennung, Beziehungen, Geld, Gemütlichkeit, Sicherheit, Komfort oder dergleichen. Jede dieser Entscheidungen entgegen unserem wahren Selbst verursacht dann (und dies ist ein wahrer Teufelskreis!) eine weitere Abweichung, welche es dann noch schwieriger macht, unserem Weg zu folgen.

Wichtig: Alle Menschen haben solche Abweichungen, deshalb sind alle Menschen krank. Wir alle müssen also ständig unseren Weg suchen, wir sind dementsprechend ständig daran, uns zu heilen. Die Krankheit selbst ist dabei ein sehr wertvoller Lehrer. »Alle Menschen sind krank« klingt dabei schlimm, »alle Menschen haben einen Lehrer« schon viel besser, obwohl beide das Gleiche bedeuten!

Was schamanisches Heilen nicht ist

Vielleicht wird alles etwas klarer, wenn wir schauen, was schamanisches Heilen nicht ist:

Dem Schamanen geht es nicht in erster Linie darum, einen gut funktionierenden Körper aufrechtzuerhalten. Dank der wissenschaftlichen Forschung kennen wir den Stoffwechsel des Menschen mittlerweile sehr gut. Achten wir pedantisch auf gesundes Essen mit genügend Vitaminen, Proteinen, Mineralsalzen, auf ausreichend Bewegung, Licht, Schlaf, wenig Stress und Ähnliches, ist es oft möglich, unseren Körper sehr lange fit zu halten. Dies gibt uns den Eindruck, wir seien gesund, auch dann, wenn wir nicht auf unserem Weg sind. Der Schamane versucht deshalb nicht, den Körper möglichst lange frei von Symptomen zu halten, sondern er schaut möglichst ehrlich hin, damit er allfällige Abweichungen vom Weg früh erkennt. Dies heißt natürlich mitnichten, dass wir mit unserem Körper jeden beliebigen Unsinn machen. Auch hier gehen wir unserem Herzen nach, was in aller Regel zu einem respektvollen Umgang mit unserem Körper führt, wozu meist auch gesundes Essen und dergleichen gehört. Am Schluss mag das äußere Verhalten eines Schamanen betreffend Essen und Schlaf genau den Richtlinien für einen gesunden Körper entsprechen – seine Motivation dazu (und dies ist der springende Punkt!) ist aber eine andere.

Auch geht der Schamane dem Leiden nicht aus dem Wege. Der moderne Mensch geht meistens dann zum Arzt, wenn er leidet oder er sonst – wie durch eine Krankheit – eingeschränkt wird. Der Schamane hingegen heißt das Leiden willkommen, denn nur dank der Krankheit ist es überhaupt möglich, wieder auf den eigenen Weg zu gelangen. Oder umgekehrt formuliert, vermeiden wir nur unser Leiden, können wir unseren Weg verpassen. Dies heißt aber nicht – und das werde ich immer wieder betonen –, dass wir keine Ärzte aufsuchen. Auch hier ist lediglich unsere Motivation eine andere. Wir gehen dann zum Arzt, wenn dies auf unserem Weg ist, wenn unser Herz ja sagt dazu und nicht, weil wir leiden.

Im Gegensatz zur Schulmedizin funktioniert das schamanische Heilen nicht auf einer kausalen Ebene. Das heißt, eine Krankheit entsteht nicht, weil wir zum Beispiel von Bakterien oder Viren befallen sind oder weil wir einen Mangel an einem bestimmten Nährstoff haben. Deshalb heilen wir uns auch nicht im schamanischen Sinne, wenn wir die Bakterien mit Antibiotika abtöten, gegen einen Virus impfen oder Nahrungsmittelzusätze zu uns nehmen. Das gleiche gilt auch für energetische Ebenen. Auch hier wird nicht geheilt, indem in der Aura operiert, ein Chakra gereinigt wird oder wir uns auf irgendeine Art energetisch aufladen. Wiederum füge ich die gleichen Bemerkungen wie bei den ersten beiden Punkten an: Der Schamane vermeidet Antibiotika, Impfungen oder energetisches Heilen nicht grundsätzlich, sondern wendet diese Methoden durchaus an, sofern sie auf seinem Weg sind.

Das Dreipolmodell – der Grundsatz

Um das schamanische Heilen praktisch zu lernen, ist es hilfreich, einzelne Teilaspekte des Menschen und seines Weges separat zu betrachten. Hierzu verwende ich das Dreipolmodell. Mir ist dabei selbstverständlich klar, dass der Bergriff »Pol« im Normalfall für Systeme mit zwei und nicht drei separaten Punkten verwendet wird. Das Wort gefällt mir trotzdem, weil ich mit Punkten die Zusammenhänge grafisch und deshalb besser verständlich darstellen kann. Andere Begriffe sind durchaus möglich, etwa Ebenen oder, mathematisch korrekt, Dimensionen. Kurz umrissen umfasst es folgende Pole:

1. Das Materielle oder den Körper. Dieser Pol ist identisch mit der materiellen Welt. Hier spüren wir Schmerz, Übelkeit oder wir haben Fieber und Stoffwechselstörungen. Bei diesem Pol wirkt die Schulmedizin, denn hier können wir in den Stoffwechsel eingreifen, impfen oder operieren. Kurz, auf dieser Ebene treffen wir unsere körperlichen Symptome und hier wirken Heilmethoden, welche auf diese Ebene spezialisiert sind.

2. Die Aura oder den Energiekörper. Um jeden Menschen, aber auch um jedes Tier, jede Pflanze, jeden Stein, überhaupt um jeden Gegenstand herum befindet sich eine Aura. Diese ist ein Energiefeld oder eine Ausstrahlung, welche mit unseren normalen Sinnesorganen nicht direkt wahrnehmbar ist. Die Verbindung zwischen dem Körper und der Aura wird mit sogenannten Chakren hergestellt. In der Aura spüren wir beispielsweise Gefühle wie Wut, Angst oder Sehnsucht.

3. Die Seele. Den dritten Pol nenne ich Seele. Sie belebt oder beschwingt das Körper-Aura-System. Ohne Sie würden wir nicht leben. In der Seele spüren wir Empfindungen wie Vertrauen oder Verzweiflung.

Im Dreipolmodell können wir den Körper mit unserer normalen, alltäglichen Wahrnehmung beobachten, er liegt also in der materiellen Welt. Die anderen beiden Pole befinden sich indessen in der spirituellen Welt. Um diese wahrzunehmen, müssen wir unsere Wahrnehmung ändern, zum Beispiel mit den schamanischen Techniken, die ich im Verlauf dieses Buches beschreiben werde.

Alle drei Pole streben nun danach, unseren eigenen Weg zu gehen beziehungsweise Liebe zu werden. Oder umgekehrt, gehen wir unseren Weg, so bewegt sich der Körper, die Aura und die Seele Richtung Liebe.

Da dieses Modell die Basis des schamanischen Heilens beinhaltet, ist es nötig, etwas mehr in die Tiefe zu gehen.

Das Dreipolmodell im Detail

Bevor wir das Dreipolmodell etwas genauer ansehen, zwei wichtige Bemerkungen. Erstens: Beachten Sie, dass jedes Modell lediglich gewisse Aspekte der Wirklichkeit darstellt, aber niemals die Wirklichkeit selber. Vergleichen Sie dies mit Karten. Es gibt geologische, topografische oder politische Karten, welche alle ein bestimmtes Gebiet ganz unterschiedlich darstellen. Keine Karte ist dabei vollständig, und obwohl sie verschieden sind, ist keine deswegen richtig und eine andere falsch.

Beim vorliegenden Dreipolmodell verhält es sich nicht anders. Dieses Modell ist meines Erachtens nützlich, um Krankheit und Heilung darzustellen, aber Unterschiede zu anderen Modellen machen nicht das eine oder andere Modell richtig oder falsch.

Zweitens: Begriffe wie Seele, Geist oder Aura werden mitunter von anderen Menschen anders verwendet. Aus allen möglichen Definitionen habe ich eine gewählt, was wiederum die anderen nicht falsch macht. Für die Sache als solche spielt es keine Rolle, Sie müssen jeweils nur verstehen, was ich darunter meine. Danach können Sie ruhig andere Begriffe verwenden.

Diese beiden Bemerkungen mögen zwar für viele offensichtlich sein, jedoch wird auf der Welt unglaublich viel Unheil mit unterschiedlichen Modellen und Definitionen geschaffen. Denken Sie nur an die vielen Religions- oder Konfessionskriege. Mir ist es deshalb ein Anliegen, dass die Essenz – der eigene Weg – nicht wegen Diskussionen um die Methodik oder Wortwahl verloren geht.

Aber nun, wie ist das Dreipolmodell genau aufgebaut? Beginnen wir so: Jeder Pol ist in einem weiteren, umfassenderen Pol enthalten. Der Körper ist somit in der Aura aufgehoben und diese wiederum in der Seele. Vergleichen wir dies mit einer Kiste, so ist eine Kante ein Teil einer Seite, und die Seite wiederum Bestandteil der ganzen Kiste. Einfacher als mit der deutschen Sprache kann dies mit mathematischen Ausdrücken erklärt werden. Der Pol »Körper« ist eine Teilmenge des Pols »Aura«, welcher wiederum eine Teilmenge des Pols »Seele« ist.

Nicht nur sind diese Pole Teilmengen, sondern jeder umfassendere Pol besteht zugleich aus einer höheren Dimension (weshalb ich vorhin das Beispiel mit der Kiste gewählt habe). Mit dem Wort Dimension verstehe ich hier »Ausdehnung«. Ein Punkt, beispielsweise, hat keine Ausdehnung und ist deshalb nulldimensional. Dehnt er sich in einer Richtung aus, wird er zu einer eindimensionalen Linie. Eine Ausdehnung in zwei Richtungen ergibt eine zweidimensionale Fläche. Und eine Ausdehnung in drei Richtungen erschafft den dreidimensionalen Raum und so weiter.

Das gleiche gilt nun für unsere drei Pole, wobei sich alles einfach in höheren Dimensionen abspielt:

- Der Körper ist dreidimensional, wie auch alle anderen materiellen Objekte.
- Die Aura weist eine zusätzliche Dimension auf, ist also vierdimensional. Da Zeit ebenfalls vierdimensional ist, dehnt sich die Aura in der Zeit aus. Sie ist deshalb nicht nur im Hier und Jetzt, sondern auch in der Vergangenheit und in der Zukunft, was – wir werden es noch sehen – für unsere Heilung äußerst bedeutsam ist.
- Die Seele, schließlich, dehnt sich nochmals um eine zusätzliche Dimension aus, ist also fünfdimensional. Für diese kaum vorstellbare Dimension haben wir keinen Namen. Die Summe aller Seelen (alle immer noch in der fünften Dimension), wird oft Gesamtseele oder im Deutschen manchmal auch Geist genannt.

Betrachten wir nun das Ganze aus der anderen Richtung: Jeder tiefere Pol ist eine Projektion des höheren. Das heißt, die Aura ist eine Projektion der Seele und der Körper eine Projektion der Aura. Ein guter Vergleich hierzu ist ein Diaprojektor, wobei die Seele der Lichtstrahl, die Aura das Dia und der Körper die Projektion auf die Leinwand wäre.

Die drei Pole sind aber nicht eigenständig, sondern miteinander verknüpft. Dabei sind die beiden Pole Körper und Aura über die Chakren miteinander verbunden. Auf diese Verbindung werden wir im vierten Kapitel näher eingehen. Von der Seele zum Körper und zur Aura besteht ebenfalls eine Verbindung. Diese ist eine Art Welle, welche den Körper und die Aura belebt oder in Schwingung bringt. Vergleichen könnte man dies etwa mit einem Klang, der eine Glocke anregt. Auf diese Verbindung werden wir im fünften Kapitel eingehen.

Das menschliche Leben im Dreipolmodell

Alle Pole des Systems sind in Bewegung. Im schamanischen Weltbild hat die Seele den Drang, sich zur Liebe zu entwickeln. Dabei befindet sich die Liebe in einer weiteren, also in der sechsten Dimension. Damit sich die Seele zur Liebe bewegen kann, müssen sich selbstverständlich auch die anderen Pole in die gleiche Richtung bewegen. Alle Pole kommen sich somit im Verlauf eines Menschenlebens immer näher. Die reine Liebe ist dort, wo alles zusammenkommt, wo alles eins wird.

Der Schamane geht davon aus, dass es für die Bewegung zur Liebe genau die Spannungsfelder braucht, in denen wir uns im Alltag befinden. Unsere Krankheiten, Probleme, Herausforderungen oder Hindernisse sind also dazu da, die nötige Spannung zu schaffen, damit die Seele ihre Dimension verlassen kann und in die nächsthöhere, also in die Liebe, gelangt.

Vergleichen Sie dies mit einem Schützen. Er muss eine Spannung im Bogen erzeugen, damit der Pfeil den Bogen verlassen kann.

Die Entwicklung Richtung Liebe sieht bei einem gesunden Menschen folgendermaßen aus:

- Unser Körper wird natürlich älter. In der Regel empfinden wir dabei keinen Schmerz, außer für bestimmte Entwicklungsschritte, wie zum Beispiel bei der Geburt, wenn wir Zähne bekommen, in gewissen Phasen des Wachstums oder bei Frauen, wenn sie selber gebären.

- Wenn sich der Pol Aura zur Liebe bewegt, spüren wir die Gefühle Freude, Trauer und Angst. Ein vollständig gesunder Mensch spürt keine Wut oder Sehnsucht.

- Sind wir voller Vertrauen, bewegt sich die Seele Richtung Liebe. Ein vollständig gesunder Mensch empfindet keine Verzweiflung.

Diese Zusammenhänge sind in der folgenden Abbildung grafisch dargestellt:

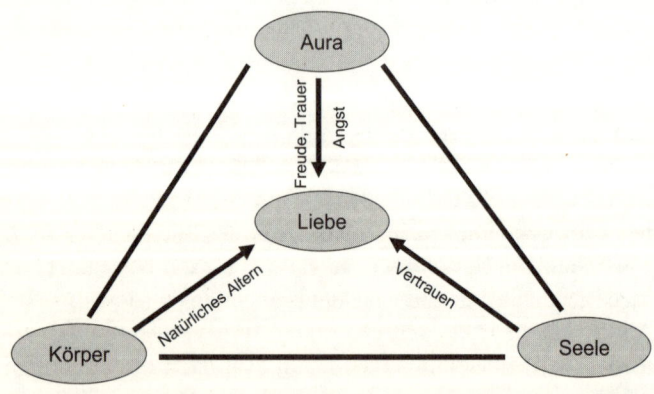

Das Dreipolmodell in Bildern

Da das Dreipolmodell auf den ersten Blick etwas abstrakt sein mag, möchte ich einige Analogien zu bekannteren Systemen aufführen:

- **Handy:** Der Körper ist das Telefon; die Aura die Verbindung zu den Antennen; die Seele der Mensch, der anruft; die Liebe der Grund des Telefonierens.
- **Pfeil und Bogen:** Körper und Aura sind Bogen beziehungsweise Strang; die Seele ist die Kraft des Schützen; die Liebe das Ziel.
- **Auto:** Der Körper ist das Auto; die Aura das Navigationssystem; die Seele der Fahrer; die Liebe das Ziel der Fahrt.
- **Koordinatensystem:** In einem dreidimensionalen Koordinatensystem sind die Achsen die drei Pole und der Nullpunkt die Liebe.
- **Fluss:** Das Gelände ist der Körper; das Wasser die Aura; die Erdanziehungskraft die Seele und das Meer die Liebe.

Übrigens bestehen Parallelen, aber keine exakte Übereinstimmung zur Dreieinigkeit des Christentums. Ein ungefährer Vergleich könnte so aussehen: Was im Christentum der Sohn ist, wäre hier der Körper und die Aura, der Vater entspricht der Seele und der Heilige Geist der Gesamtseele. Im Christentum besteht Gott aus diesen drei Teilen, mehr kommt nicht hinzu, denn Gott hat keinen Entwicklungsbedarf, er ist schon alles. Das hier dargestellte schamanische Dreipolmodell sieht dies anders, denn die drei Pole entwickeln sich zur Liebe. Bei solchen Vergleichen ist jedoch zu betonen, dass Schamanen Pragmatiker sind und Toleranz großschreiben. Sie sind nicht bereit, für ein Weltbild einen Glaubenskrieg zu führen, und gehen davon aus, dass solche Dinge sich sowieso nicht schlüssig beweisen lassen.

Wie werden wir krank?

Nun ist aber kaum ein Mensch vollständig gesund. Wir alle geraten von unserem Weg ab. Dies wird dadurch ersichtlich, dass einer oder mehrere Pole sich nicht mehr Richtung Liebe bewegen. Wir Menschen bemerken dies an den Polen durch folgende Symptome:

- Der Körper empfindet Schmerz.
- Mit der Aura spüren wir die Gefühle Wut oder Sehnsucht.
- Die Seele empfindet Verzweiflung.

Krankheit wird verursacht durch eine Abweichung vom Weg zur Liebe, dann also, wenn ein Mensch nicht er selbst sein kann. Grundsätzlich verursacht jede Entscheidung, die nicht mit dem Herzen gefällt wird, eine solche Abweichung. Viele dieser Abweichungen sind nur klein und kommen nicht sofort in Erscheinung, im Verlauf der Zeit entstehen immer größere Entfernungen vom Weg zur Liebe. Je länger also der Zeitpunkt zurückliegt, bei dem wir den Weg verlassen haben, desto weiter sind wir in der Regel von ihm entfernt. Im Modell sieht das folgendermaßen aus:

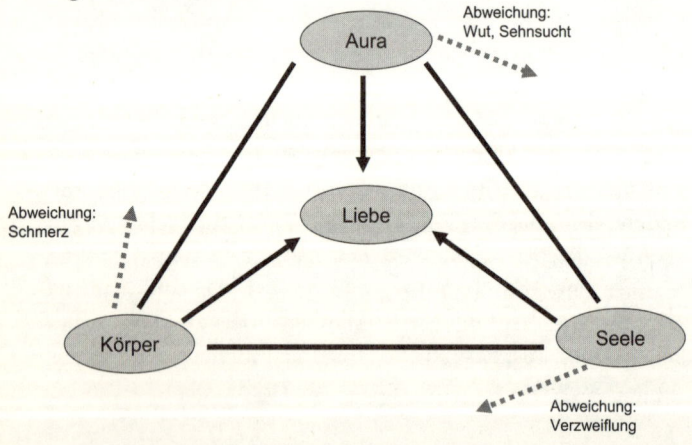

Alte Abweichungen vom Weg sind also meist bedeutungsvoller als aktuellere. Deshalb liegen die Gründe für unsere Krankheiten oft in unserer Kindheit. Man lässt Kinder selten gewähren, unsere Eltern, unsere Schule, die ganze Gesellschaft wissen es immer besser und zwingen den Jungen einen vermeintlich guten Weg auf. Nicht, dass ich damit sage, man solle ein Kind nicht erziehen oder ihm keine Grenzen setzen. Sondern was fehlt, ist der ehrliche Versuch herauszufinden, was in einem Kind vorgeht, was es bewegt und wo sein Herz hingehen möchte. Stattdessen werden ihm zwar wohlgemeinte, aber doch fremde Wege aufgezwungen. Dies sind die ersten Abweichungen vom eigenen Weg. Das gleiche Phänomen wird sich dann während des ganzen Lebens wiederholen; je länger, desto weiter entfernen wir uns von unserem Weg. Nicht nur das, sondern je weiter wir von diesem Weg entfernt sind, desto schwieriger wird es, ihn überhaupt zu erkennen, was in der Regel dazu führt, dass wir uns noch mehr entfernen. Mit der Zeit haben viele Menschen überhaupt keine Ahnung mehr von ihrem Weg – sie sind dann gänzlich fremdbestimmt. Solche Menschen würden dies aber von sich selbst niemals behaupten, denn sie haben die fremden Ideen vollständig in sich aufgenommen. Aus diesem Grund erziehen sie dann ihre Kinder wieder nach dem gleichen Muster, versuchen nicht den ureigenen Weg des Kindes gewähren zu lassen und beginnen so den Kreislauf der Verwundung von Neuem.

Immer wenn wir also nicht mit dem Herzen entscheiden, wehrt sich der Körper, die Aura und die Seele mit den Warnzeichen Schmerz, Wut, Sehnsucht und Verzweiflung. Unterdrücken wir keines dieser Symptome, werden sie solange auf uns einwirken, bis wir doch mit dem Herzen entscheiden. Wir sind aber Meister im Unterdrücken, und deshalb können wir ohne weiteres Wege gehen, die mit unserem Herzen überhaupt nichts zu tun haben. Und das macht uns krank.

Wieso sind Menschen nicht motiviert, auf die Warnzeichen zu achten, auch dann nicht, wenn sie es könnten, also noch nahe genug am eigenen Weg wären? Weit muss man nicht für Gründe suchen: Verfolgt man vorgegebene Pfade, ist man oft materiell erfolgreicher, bekommt mehr Anerkennung und Sicherheit und hat meist über längere Zeit weniger tief greifende Hindernisse. Vorgegebene Wege sind zudem gemütlicher, einfacher, voraussehbarer und brauchen oft weniger Aufwand als eigene Wege. Da kranke Systeme oft sehr lange ohne Zusammenbruch funktionieren, besteht auch kein Anlass, sich auf den schwierigen und aufwühlenden eigenen Weg zu begeben. Sicher, meist kommt trotzdem irgendwann eine Krise, der Manager erliegt einem Herzinfarkt oder die Hausfrau gerät in eine Depression. Die meisten Menschen beginnen erst dann, wenn überhaupt, über eigene Wege nachzudenken, denn auch in diesen Krisensituationen bestehen vorgegebene Wege, seien es Operationen oder Psychopharmaka.

Die Heilung

Haben wir anhand der Symptome Schmerz, Wut, Sehnsucht oder Verzweiflung eine Abweichung von unserem Weg zur Liebe festgestellt, müssen wir uns auf diesen zurückfinden beziehungsweise uns heilen. Aber wie? Erstaunlicherweise ist dies vom Prinzip her sehr einfach, obwohl das Umsetzen harte Arbeit erfordert. Für die Heilung reicht es aus, wenn wir einfach allen Schmerz, alle Gefühle und alle Verzweiflung akzeptieren und zulassen – liebevoll. Nicht mehr, nicht weniger. Wir sind also einfach da und haben diese Symptome: Wir spüren den Schmerz, wir sind wütend oder sehnsüchtig oder verzweifelt und anerkennen dies als Weg zur Heilung. Ja, wir anerkennen und wertschätzen diese Empfindungen und sind dankbar, dass sie aufgetaucht sind. Es braucht sonst nichts, außer – dies damit wir keine weiteren Verwundungen bekommen – dass wir nach wie vor konsequent mit dem Herzen entscheiden.

Lassen wir unsere aktuellen Symptome zu, führt dies oft zu unseren alten Wunden. Wir spüren dann plötzlich den Schmerz oder die Wut, die wir eigentlich als Kind hätten fühlen müssen, aber damals nicht konnten, weil sie zu heftig gewesen wären.

Aber bereits an dieser Stelle möchte ich betonen: Alle Empfindungen müssen eins zu eins gelebt werden. Es reicht nicht aus, wenn wir nur erkennen oder verstehen, welche alten Wunden oder Entscheidungen zum aktuellen Zustand geführt haben. Die Empfindungen müssen voll und ganz gespürt, akzeptiert und liebevoll zugelassen werden, alles andere bringt keine Heilung.

Im Dreipolmodell sieht der Heilungsvorgang wie folgt aus:

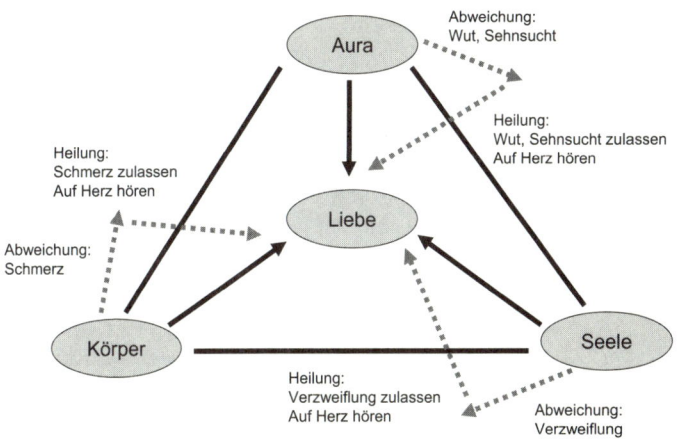

Wir sind also dann geheilt, wenn wir wieder auf unserem Weg zur Liebe sind. Dies heißt, dass wir keinen Schmerz mehr haben, keine Gefühle von Wut oder Sehnsucht und keine Verzweiflung mehr – in anderen Worten, wenn die Symptome uns nicht mehr betroffen machen. Nochmals: Dies heißt nicht, dass wir am Körper keine Symptome mehr haben. Vielleicht sind sie noch dort, vielleicht auch nicht mehr – aber sie stören uns nicht mehr.

Ein Fallbeispiel

Das Dreipolmodell mag im ersten Augenblick etwas abstrakt wirken, deshalb gleich ein Fallbeispiel. Nehmen wir eine Erkältung:
Letztes Jahr hatte ich längere Zeit eine Dauererkältung. Typische Symptome waren Halsweh und Husten. Es ärgerte mich, dass die Erkältung mich daran hinderte, mit der üblichen Energie meinen Tätigkeiten nachzugehen. Auch war ich mitunter verzweifelt, dass mich schon wieder eine Erkältung heimsuchte, denn es war nicht lange her, seit ich die letzte hatte.
Für die Heilung musste ich also in erster Linie einfach alle Symptome zulassen, die Halsschmerzen, den Husten, die Wut und die Verzweiflung. Während ich – ohne etwas zu unternehmen – einfach dasaß und die Symptome zuließ, merkte ich, wie hinter dieser Erkältung eine alte Wunde beziehungsweise eine Abweichung von meinem ureigenen Weg steckte. Ich war nämlich getrimmt worden, statt meine eigenen, die Ziele anderer zu ereichen. In der Folge erinnerte ich mich an alte Situationen, in denen ich mich für andere statt für mich eingesetzt hatte, und ließ die Wut und die Verzweiflung über diese Situationen nachträglich zu. Dies war eine ziem-

lich schmerzhafte Angelegenheit, doch verschwand die Erkältung und ist jetzt mindestens ein Jahr lang nicht wieder
gekommen.

Auf was es im Dreipolmodell ankommt

Machen Sie sich keine Sorge, falls das Dreipolmodell noch
nicht in allen Aspekten klar ist. In den nächsten drei Kapiteln
werden wir die Pole im Detail anschauen und auch oft prak-
tisch damit üben. Für den Moment ist es nur wichtig, dass Sie
Folgendes verstehen:
- Um den Weg eines Menschen im Leben zu veranschaulichen, teile ich ihn in drei Aspekte oder Pole ein. Dies nenne ich das Dreipolmodell.
- Darin strebt jeder Pol Richtung Liebe.
- Krankheiten entstehen dann, wenn einer oder alle Pole vom
  Weg zur Liebe abweichen.
- Diese Abweichungen sind durch die Symptome Schmerz,
  Wut, Sehnsucht und Verzweiflung bemerkbar.
- Wir gelangen zurück auf unseren Weg beziehungsweise
  werden geheilt, indem wir die Symptome liebevoll akzep-
  tieren und zulassen und gleichzeitig konsequent mit un-
  serem Herzen entscheiden.

Die schamanischen Werkzeuge

Als Unterstützung auf seinem Weg benützt der Schamane
eine Reihe von zusätzlichen Werkzeugen, die ich hier kurz
schildere. Im Verlauf des Buches werden alle nochmals detailliert zur Sprache kommen, inklusive praktischer Beispiele.
Sie werden dabei genügend Gelegenheit zum Üben erhalten.

Ausführlichere Beschreibungen dieser Methoden befinden sich übrigens in meinen anderen Büchern (z. B. »Schamanisches Praxisbuch«, ISBN 3-7844-2594-1, oder »Schamanismus und Beruf«, ISBN 3-88755-244-X).

- **Die schamanische Reise:** Die schamanische Reise dient dazu, die Wahrnehmung so zu ändern, dass wir statt der materiellen die spirituelle Welt feststellen. Folgende Schritte haben sich bewährt:
  1. Vorbereitung: In dieser Phase formulieren Sie Ihr Anliegen und schauen, dass Sie sich an einem sicheren, ungestörten Ort aufhalten.
  2. Entspannung: Als zweiten Schritt entspannen Sie sich. Welche Methode Sie hierfür anwenden, spielt keine Rolle.
  3. Reise: Die Grenze zwischen materieller und spiritueller Welt wird überschritten, indem Sie sich mit Ihrer Vorstellungskraft ein Tor oder einen Durchgang vorstellen. Nachdem Sie das Tor durchschritten haben, treffen Sie einen spirituellen Helfer, der Sie dann auf eine traumähnliche Reise führt. Auf der ersten Reise gehen Sie mit der Erwartung durch das Tor, dass Sie auf der anderen Seite Ihren spirituellen Helfer treffen. Diese Gestalt ist oft ein Mensch oder ein Tier, seltener auch etwas anderes, wie etwa eine Lichtkugel oder eine Wolke. Auf weiteren Reisen stellen Sie Ihre Fragen dann diesem spirituellen Helfer.
  4. Rückkehr: Wenn der spirituelle Helfer Sie entlässt oder wenn eine vorbestimmte Zeit abgelaufen ist (typischerweise zwanzig Minuten), gehen Sie durch das gleiche Tor zurück, durch welches Sie gekommen sind.
  5. Interpretation: Oft sind viele Elemente der Reise nicht sofort klar und müssen interpretiert werden. Am besten, man verlässt sich auf seine eigene Interpretation, sollte

dies nicht klappen, empfehle ich, etwas zu warten, eine zweite Reise zu unternehmen, die Symbolik mit anderen zu diskutieren oder Hinweise in einem Symbol- oder Traumdeutungsbuch zu suchen.

6. Umsetzung: Die schamanische Reise ist nur ein Hilfsmittel und nicht Selbstzweck. Deshalb müssen die Erkenntnisse im Alltag umgesetzt werden. Dies ist oft der schwierigste Schritt von allen, aber vergessen Sie ihn nie, denn sonst sind alle Bemühungen vergebens!

Übung: Versuchen Sie doch gleich eine schamanische Reise. Bitte bedenken Sie, dass es bei der ersten Reise nur darum geht, einen spirituellen Helfer kennenzulernen. Ihre konkreten Fragen können Sie für spätere Reisen aufbewahren. Bedenken Sie ferner, dass eine solche Reise nicht sofort gelingen muss. Wie alles andere, muss auch dies geübt werden.

Was machen Sie, wenn die schamanische Reise Ihnen nicht gelingen will? Beachten Sie als Erstes, dass eine solche Reise nicht unbedingt nötig ist, um Schamanismus zu praktizieren. Wir können auch Wege gehen, ohne die spirituelle Welt direkt wahrzunehmen.

Als Hilfsmittel hierzu interpretieren wir beispielsweise den Alltag symbolisch (siehe nächster Punkt) und gelangen auf diese Weise zu weiteren Gesichtspunkten. Möchten Sie trotzdem das schamanische Reisen weiter versuchen, dann verändern Sie die Umstände: Reisen Sie zu anderen Zeitpunkten, verwenden Sie andere Durchgänge (steigen Sie beispielsweise in ein Auto, statt durch ein Tor zu gehen) oder andere Körperstellungen (liegen Sie zum Beispiel auf dem Bauch statt auf dem Rücken) und wählen Sie eine andere Begleitung (hören

Sie Musik statt Trommelschläge). Die Kunst ist, verschiedene Möglichkeiten auszuprobieren, bis Sie etwas gefunden haben, was für Sie funktioniert. Der Schamane kennt keine vorgeschriebenen Methoden. Machen Sie also immer das, was für Sie klappt.

- **Interpretation der Symbolik:** Da alles, was wir im Außen antreffen, irgend etwas mit unserem Inneren zu tun hat, können wir alles, was mit uns geschieht oder was wir beobachten, als symbolischen Wegweiser betrachten. Wir können sogar so weit gehen und eine Frage an die Welt stellen und dann das als Antwort symbolisch interpretieren, was wir antreffen.

> *Übung: Beobachten Sie Ihre Umgebung mit einer Frage im Auge und interpretieren Sie dann die Geschehnisse oder Dinge, die Ihnen aufgefallen sind. Bei der Interpretation der Symbolik ist grundsätzlich das Gleiche zu sagen wie bei der Interpretation einer schamanischen Reise, achten Sie aber zusätzlich auf den genauen Zeitpunkt Ihrer Beobachtung, auf innere Gedanken und darauf, was die Vorkommnisse bei Ihnen auslösen. Die Ereignisse müssen übrigens nicht spektakulär sein, auch banale Dinge können wertvolle Hinweise geben.*

- **Rekapitulieren:** Wie wir gesehen haben, basieren viele unserer Krankheiten auf vergangenen Abweichungen von unserem Weg. Beim Rekapitulieren gehen wir, meist mithilfe einer schamanischen Reise, an den Ort und in die Zeit zurück, bei der die Wunde entstand, und lassen im Nachhinein den Schmerz, die Gefühle oder die Verzweiflung zu, die damals hätten zugelassen werden sollen.

- **Illumination:** Bei der Illumination wird eine kranke Stelle mit einem starken Licht beleuchtet. Zusammen mit unserem spirituellen Helfer gelangen wir an den betreffenden Ort im Körper und strahlen mit seiner Hilfe weißes Licht dorthin. Die Illumination, richtig durchgeführt, lässt die verborgenen Schmerze, Gefühle oder Verzweiflung an die Oberfläche kommen, sodass diese gespürt und so geheilt werden.

- **Extraktion:** Bei der Extraktion wird mithilfe einer schamanischen Reise ein konkreter Krankheitsherd in der spirituellen Welt entfernt. Dies hat oft zur Folge, dass sich der Körper in der materiellen Welt ebenfalls heilt. Die entstehende Lücke wird analog zur Illumination mit Licht gefüllt. Der entfernte Krankheitsherd muss aber dann trotzdem geheilt werden, indem die darin verborgenen Gefühle gelebt oder der Schmerz zugelassen wird. Leider wird dieser letzte Schritt oft nicht vorgenommen, denn es kann bereits durch die Entfernung des Krankheitsherdes eine erstaunliche Verbesserung der Symptome eintreten. Das Problem ist aber dadurch noch nicht gelöst.

Übung: Versuchen Sie diese Technik das erste Mal nur mit einem unbedeutenden Symptom. Später werden Sie genügend Übungsgelegenheiten haben, Ihre wichtigeren Krankheiten so anzugehen. Unternehmen Sie eine schamanische Reise und bitten Sie Ihren Helfer, das Symptom zu entfernen. Vergessen Sie nicht, den Helfer ebenfalls zu fragen, was Sie für eine echte Ursachenheilung unternehmen müssen.

- **Pirschen:** Das Pirschen ist ein weiterer Weg, sich der Krankheit anzunähern. Dabei werden in einer schamanischen Reise die Merkmale der Krankheit selber angenommen, wir werden also so wie sie. Mit dem schamanischen Pirschen erhalten wir Erkenntnisse über die Krankheit oder über den Erreger, welche wir dann wiederum für unsere Heilung einsetzen. Auf diese Art können wir die Mitteilungen der Krankheit erkennen und sie so überflüssig machen.

Übung: Nehmen Sie auch hier ein unbedeutendes Symptom und versuchen Sie eine Viertelstunde lang alles so zu tun, wie wenn das Symptom das Wichtigste wäre. Das Symptom darf also alles bestimmen. Sie fühlen sich in es hinein und nehmen seinen Blickwinkel an. Achten Sie dabei genau darauf, wie sich dieser Zustand anfühlt. Fürs Erste braucht es nicht mehr als Fühlen, später im Buch werden wir dann weitere Übungen mit dieser Methode durchführen. Vergessen Sie nicht, nach der Viertelstunde wieder zur Ihrem normalen Selbst zurückzukehren. Das

Pirschen ist wie eine Maske, die Sie vorübergehend auf-
setzen, um etwas Bestimmtes darzustellen, die Sie aber
später wieder ablegen.

- **Visionssuche:** In der Einsamkeit spüren wir unsere Krankheiten und Heilungsmöglichkeiten viel besser als im hek-
  tischen Alltag. Schamanen gehen deshalb gerne und oft und
  meist für längere Zeit in die Einsamkeit. Diese Zeit wird oft
  Visionssuche genannt.

Übung: Auch moderne Menschen können in die Einsam-
keit gehen. Hierzu eignet sich etwa ein verlängertes, vier-
tägiges Wochenende sehr gut. Gehen Sie alleine in den
Wald oder in ein einsames Tal in den Bergen. Wichtig ist,
dass Sie in dieser Zeit wirklich einsam sind. Sie nehmen
also keine Begleitung mit, auch keinen Hund, kein Handy,
kein Buch, außer vielleicht ein Tagebuch für Notizen. Es
braucht nichts weiter als einen Schlafsack, ein wenig Essen
und genügend Wasser. Wählen Sie einen Ort und bleiben
Sie während der ganzen Zeit in dessen näheren Um-
gebung. Dies löst oft starke Gefühle oder Verzweiflung
aus. Lassen Sie alles zu. Das heilt.

- **Rituale:** In vielen alten Kulturen verwendeten Schamanen
  Speere oder Pfeile, mit denen sie rituell in dramatischen Aus-
  einandersetzungen Krankheiten bekämpften. Der Kampf
  im Außen bewirkte auch den Kampf in Innern und diente
  dazu, die verborgenen Gefühle hervorzulocken. Solche
  Rituale passen weniger in unsere moderne Zeit, sollten Sie
  aber den Eindruck haben, auf diese Art und Weise zu den
  heilenden Empfindungen zu gelangen, dann steht Ritualen
  nichts im Wege.

Übung: Gerne empfehle ich, dass Sie Ihr eigenes Ritual entwickeln. Wählen Sie hierzu ein Thema, das Sie mit einem Ritual angehen möchten, zum Beispiel die von Ihnen eingangs gewählte Krankheit. Fragen Sie nun entweder Ihren spirituellen Helfer, wie Ihr persönliches Heilritual aussehen könnte, oder überlegen Sie sich eine Handlung, die Ihre Heilungsbemühungen unterstützt. Sie können sich zum Beispiel mit Steinen einen symbolischen Pfad zur Heilung in Ihrer Wohnung aufstellen. Jeder Stein würde einen weiteren Heilungsschritt darstellen. Aber dies ist wirklich nur ein Beispiel: Es kommt nicht so darauf an, was die Handlung genau ist, Hauptsache sie wird in Verbindung mit der Heilung gebracht. Hier ist also Fantasie gefragt.

Und noch eine Schlussbemerkung zu den schamanischen Methoden: Haben Sie keine Sorgen, wenn diese Methoden noch etwas abstrakt wirken – wir werden im Verlauf des Buches genug Gelegenheit haben, um ausführlich zu üben.

Einige Beobachtungen

Sie haben nun ein Weltbild und verschiedene Techniken kennengelernt. Was nun? Jetzt gilt es, diese anzuwenden. Dies ist leichter gesagt, als getan, denn das schamanische Weltbild unterscheidet sich radikal von unserem herkömmlichen. Es ist deshalb hilfreich, wenn Sie folgende Punkte beachten:

- **Es werden Störungen auftreten.** Gehen wir unseren ureigenen Weg, liegt die Macht über die Geschehnisse nicht mehr in der materiellen Welt, nicht mehr bei unserem Körper und unserem logischen Denken, sondern bei unserer Seele. Dies hat oft zur Folge, dass unsere herkömmlichen Entscheidungsträger – unsere Vernunft und unsere Logik – sich gegen diesen Machtverlust aufbäumen und diesen Weg zu sabotieren suchen. Dies führt zu Störungen aller Art. Erwarten Sie deshalb nicht, dass anfänglich alles rund läuft, wenn Sie mit dem schamanischem Heilen beginnen. Im Gegenteil, die Dinge werden schwieriger, und Sie müssen allerhand Hindernisse überwinden. Akzeptieren Sie diese und gehen Sie unbeirrt Ihren Weg weiter.

- **Wissen ist ein Hindernis.** Ihr Wissen über die Welt und wie sie funktioniert wird Ihnen immer wieder im Wege stehen. Oft wird der spirituelle Helfer mit Vorschlägen oder mit Meinungen kommen, die nicht sofort plausibel sind. Vergessen Sie dabei nicht, dass unsere Logik nur auf der materiellen, körperlichen Ebene funktioniert und nicht auf den anderen Polen oder Ebenen. Lassen Sie sich deshalb nicht von Ihrem Wissen über die Welt und wie sie angeblich funktioniert ablenken.

- **Ehrlichkeit ist notwendig.** Ein eigener Weg erfordert hundertprozentige Ehrlichkeit mit sich selbst. Schamanisches Heilen ist unangenehm, denn Sie kommen mit Seiten von sich in Berührung, die Sie lieber nicht kennen und oft nicht akzeptieren wollen. Heilung bedingt, dass wir unseren gegenwärtigen Zustand vollständig und ehrlich erfassen.

- **Veränderungen sind unvermeidbar.** Auf unserem Weg verändern wir uns, und damit verändert sich auch unsere Umgebung. Dabei wird immer alles in Frage gestellt und nichts ist sicher. Es ist dabei nicht möglich, zu bestimmen oder gar zu erraten, was sich verändert und was nicht. Vielleicht verschwindet ja gerade ein lästiges Symptom nicht, obwohl Sie da sich eine Veränderung herbeisehnen; aber auf der anderen Seite mag sich Ihre Wohnsituation verändern, obwohl Sie gerne an diesem Ort geblieben wären. Was auch immer geschieht, Sie wissen, dass dies auf Ihrem Weg liegt.

Noch Fragen?

Wie bereits betont, sucht der Schamane die Antworten auf seine Fragen in sich selbst.

> **Übung:** *Jetzt wäre gerade eine gute Gelegenheit, Ihre allfälligen Fragen Ihrem spirituellen Helfer zu stellen. Diese dürfen durchaus kritisch oder auch banal sein.*

Um zu zeigen, wie das geht, hier einige häufige Fragen und Bemerkungen, die ich jeweils höre, wenn ich über den Weg des Schamanen und das Dreipolmodell spreche, sowie die Antworten meines spirituellen Helfers dazu. Vielleicht stellen Sie die gleichen Fragen und vergleichen dann die Antworten?

»Hat das Dreipolmodell wirklich etwas mit Schamanismus zu tun?«
»Ja, und wie! Der Schamane geht seinen Weg mit äußerster Konsequenz. Das ist alles, was zählt. Dabei darf er die Hilfsmittel selber wählen. Er muss dabei nur darauf achten, dass diese Hilfsmittel ihn tatsächlich unterstützen und nicht, dass sie zum Selbstzweck werden. Ob ihm das Dreipolmodell dabei die nötige Unterstützung gibt, muss jeder Mensch selber entscheiden.«

»Haben nicht alle spirituellen Wege den gleichen Hintergrund? Wenn ja, worin unterscheidet sich der Schamanismus von anderen Wegen?«
»Tatsächlich, der Kern des Schamanismus lässt sich auch in vielen anderen spirituellen Richtungen oder Religionen finden. Das Besondere am Schamanismus ist die Konsequenz, mit der ein eigener Weg begangen wird, während bei vielen anderen spirituellen Wegen die Methode im Vordergrund steht.

Letztlich ist aber der Name unwichtig, es kommt einzig darauf an, dass man seinen Weg geht, und nicht, wie man ihn nennt.«

»*Es ist für mich nicht plausibel, dass ich einen so schwierigen Weg gehen muss. Gehe ich meinen eigenen Weg, dann dürften doch keine Hindernisse auftreten. Die Hindernisse sind meines Erachtens doch genau ein Zeichen, dass ich falsch liege!*«
»Aus der übergeordneten Absicht der Seele geht es darum, sich zu entwickeln, und dazu sind Hindernisse eine äußerst wichtige Voraussetzung. Will jemand eine Sprache lernen, so geht dies auch nicht ohne Übungen, auch wenn diese im Moment mühsam und nicht immer plausibel sind. Die Übungen machen aber schon Sinn, wenn man das Ziel, die Sprache zu beherrschen, vor Augen hält. Mit einem eigenen Weg ist es nicht anders. Die Hindernisse werden klar, wenn man den ganzen Weg betrachtet.«

»*Ich bin doch erst dann wirklich geheilt, wenn ich keine Symptome mehr habe.*«
»Auch hier sieht die Seele alles aus einer übergeordneten Warte. Es ist sicher gut, mit dem Körper respektvoll umzugehen, aber ob er symptomfrei ist oder nicht, spielt am Schluss nicht wirklich eine Rolle. Dies kann man vergleichen mit einer Reise im Zug: Wenn der Fahrgast sein Ziel erreicht hat, spielt es für ihn keine Rolle mehr, wohin der Zug als Nächstes fährt.«

»*Ich habe gehört, Schamanen würden in der spirituellen Welt zwischen einer oberen und einer unteren Welt unterscheiden.*«
»Ja, durchaus, es gibt Schamanen, die dies machen. Aber weder diese Unterscheidung noch eine Unterteilung in Pole ist falsch oder richtig. Es sind einfach andere Modelle, andere Karten, mit denen andere Zusammenhänge gezeigt werden können.«

Gab Ihnen Ihr Helfer ähnliche Antworten? Falls nicht, spielt das keine Rolle! Es gibt keine absolute Wahrheit, nur einzelne Wege. Dies ist die Essenz des Schamanismus.

Aber gehen wir nun weiter, und schauen wir uns als Erstes den Körper etwas genauer an.

3. KAPITEL

Der Körper

In diesem Kapitel entdecken Sie

- wie der Schamane den Körper heilt,

- radikale neue Ansätze zur Heilung des Körpers,

- wie Sie Ihre Krankheit kennenlernen,

- wie Sie mit Schmerz umgehen,

- wie Sie sich in Notsituationen selber helfen,

- und was Sie tun, wenn alle »Ja, aber!« sagen.

»WIE HEILE ICH MEINEN KÖRPER?« wollte ich von meinem spirituellen Helfer wissen.

»Gehe respektvoll mit deinem Körper um! Liebe ihn! Schätze ihn! Er ist ein Geschenk des Göttlichen an dich, genauso wie die Natur und deine ganze Umgebung. Mit deinem Körper kannst du spüren, sehen, hören, riechen und so die Wunder der Welt wahrnehmen. Sei dir dessen immer ganz bewusst! Schau dir die Bäume, den Himmel, die Steine, die Berge, die Flüsse an und vergleiche sie mit deinem Körper. Die Erde ist vielfältig. Ebenso sind deine Krankheiten und Gebrechen ein Teil der Vielfalt des Körpers. Achte auf deine Einstellung: Du findest doch Schluchten, Berge oder alte, knorrige Bäume voller Misteln auch schön, nicht wahr? Krankheiten und Gebrechen beim Menschen sind genauso schön! Schau dir einen Urwald oder eine Urlandschaft an. Dort sind Leben und Tod, Krankheit und Gesundheit unmittelbar zusammen, und genau dadurch entsteht die besondere Stimmung, die ursprüngliche Kraft dieser Orte. Immer gehört Krankheit auch zum Leben. Und bei dir ist das nicht anders.«

»Aber wenn ich die Krankheit zulasse, dann leide ich, das ist unangenehm, das passt mir nicht«, protestierte ich.

»Und? Alles gehört zum Leben, das Angenehme und das Unangenehme. Beides ist ein Teil des Menschseins. Akzeptiere dies, nehme dies wahr. Vergiss nie den Vergleich mit der Natur. Nochmals: Dort findest du es schön, wenn die Berge zerklüftet oder die Schluchten tief sind. Diese Dinge könnte man ja auch als Krankheiten der Erde ansehen. Aber genau dies macht das Außergewöhnliche aus.«

»Wie gehe ich damit um?«

»Du beobachtest, du nimmst wahr, du bist. Der Körper ermöglicht das Sein in der materiellen Welt. Du bewegst dich durch diese Welt, immer deinem Herzen folgend, und nimmst staunend wahr. Mehr nicht.«

»Ist dies wirklich auch dann die richtige Einstellung, wenn ich Krebs oder eine andere schlimme, gar tödliche Krankheit habe?«

»Wieso nicht? Du verlierst dabei gar nichts. Im Gegenteil, du gewinnst dich selbst, deine innere Ruhe, deinen Weg. Und abgesehen davon besteht kein Zwang, die Welt so anzuschauen. Es ist deine Wahl. Du kannst wählen, wie du die Welt betrachtest.«

Was heißt dies nun praktisch? Wie setzt der Schamane solche Erkenntnisse um?

Der radikale Ansatz des schamanischen Heilens

Schauen wir uns zuerst die Merkmale der landesüblichen Heilung an. Dort versuchen wir, wo nur möglich, die körperlichen Symptome zu eliminieren, den Schmerz zu beseitigen oder zu verhindern, die Erreger abzutöten, die Ernährung anzupassen und Ähnliches. Mit wenigen Ausnahmen wird fast immer auf der körperlichen Ebene eingegriffen, denn es handelt sich ja – so argumentieren wir – auch um körperliche Leiden. Entsprechend stellen wir Schmerzfreiheit und die zugrunde liegende medizinische Versorgung als eine der bedeutendsten Errungenschaft unserer Zeit dar. Schmerz und andere Symptome stören, erschweren unsere Leistungsfähigkeit, verhindern Pläne, sind ungemütlich, schaffen Unklarheit und geben ein schlechtes Bild ab. Dies alles gilt es – ich sage es bewusst provokativ – mit technischen Eingriffen möglichst zu vermeiden.

Ein Schamane sieht dies anders. Radikal anders. Spürt er Schmerz, dann lässt er diesen in erster Linie einfach zu, beobachtet ihn, lernt ihn kennen – denn er weiß: Der Schmerz und jedes andere körperliche Symptom sind wichtige Wegweiser auf seinem Weg. Diese gilt es zu studieren, damit er wieder auf den Weg kommt. Wegweiser dürfen keinesfalls beseitigt werden, sonst sind wir verlorener als vorher. Vergleichen Sie dies mit einem verirrten Wanderer. Er muss die Wegweiser lesen und verstehen und diese nicht zerstören, nur weil sie ihm aufzeigen, dass er nicht mehr richtig liegt.

Dies heißt aber keinesfalls, dass der Schamane nichts unternimmt und in eine resignierte Passivität versinkt. Im Gegenteil, er beobachtet sehr genau, nimmt immer alle seine Möglichkeiten wahr und entscheidet dann mit dem Herzen. So unternimmt er immer etwas, um wieder auf seinen Weg zu gelangen. Dabei stehen ihm sämtliche Optionen offen, nichts wird von vornherein oder aus prinzipiellen Überlegungen abgelehnt. Der Schamane entscheidet also außerhalb der Fragestellung, ob Schul- oder Komplementärmedizin angezeigt ist; er darf Methoden aus allen Richtungen anwenden.

Dieses Vorgehen mag bei leichteren und unbedenklichen Leiden einleuchten, aber was ist mit den schweren, gar tödlichen Krankheiten? Mein spiritueller Helfer hat es bereits angetönt: Dieses Vorgehen geht in jedem Falle, denn nichts wird verbaut; jede Behandlung ist nach wie vor möglich. Die Art zu entscheiden wird aber geändert, statt mit der Vernunft oder mit den Gefühlen wird mit dem Herzen entschieden. Alle Möglichkeiten werden wahrgenommen, dann wird mit dem Herzen entschieden, welche davon, falls überhaupt eine, durchgeführt wird. Nie steht aber die körperliche Therapie, nie die Symptombekämpfung im Vordergrund, sondern immer versucht der Schamane die Mitteilungen zu erkennen, um so auf seinen Weg zurückzugelangen.

Aber ist das gerecht? So betrachtet, haben gewisse Menschen offenbar viel mehr zu leiden als andere. Stellt diese vermeintliche Ungerechtigkeit nicht die ganze Philosophie des Schamanen in Frage? Hier die Stellungnahme meines spirituellen Helfers: »Auch wenn es auf den ersten Blick nicht so aussieht, fordert der Weg des Herzens jeden Menschen bis aufs Maximum, ob sie nun von einer schweren Krankheit betroffen sind oder nicht. Jeder Mensch hat seine eigenen Herausforderungen. Dies ist sogar notwendig, denn an unseren Grenzen, also dort, wo wir am meisten gefordert sind, lernen wir auch am meisten. Genau dort, wo es beinahe nicht mehr geht, findet die größte Heilung statt. Bei schweren körperlichen Symptomen mag es hart klingen, aber jeder ehrliche Weg ist voller Herausforderungen, jeder Mensch, der er selber werden will, wird den schwierigsten Hindernissen begegnen. Vergleiche mit anderen Menschen sind deshalb fehl am Platz, niemand hat es schwieriger oder weniger schwierig, es gibt nur ehrliche und weniger ehrliche Wege.«

Merken wir uns Folgendes: Alle Menschen auf eigenen Wegen haben Hindernisse. Solche, die vorgegebene Wege gehen, haben manchmal eine Zeit lang scheinbar weniger Hindernisse, denn diese Wege sind bereits geebnet. Nur – letztere werden nicht sie selbst. Diese Menschen gelangen auch irgendwohin, aber nicht zu sich selbst. Akzeptieren Sie also die Hindernisse!

Werden wir konkret

Wie gehen wir nun ganz konkret mit unseren körperlichen Symptomen um? Wie können wir die Mitteilungen erkennen und lernen, die Krankheit als wertvollen Lehrer zu respektieren? Wir müssen uns zuerst eingehend mit der Krankheit und ihren Symptomen befassen und dann die eigentliche Heilung vornehmen. Der verirrte Wanderer muss also zuerst den Wegweiser studieren, und dann geht er seinen Weg. Beide Schritte werden wir separat angehen und

1. zuerst die Krankheit kennenlernen. Ich werde dabei verschiedene Methoden vorstellen und zeigen, wie wir die Symptome symbolisch interpretieren, mit der Krankheit ins Gespräch kommen, sie pirschen, und wie verschiedene Symptome miteinander vernetzt sind. Ebenfalls werden wir sehen, wie wir den Körper systematisch nach weiteren allenfalls wichtigen, aber noch nicht sichtbaren Symptomen absuchen.

2. Dann erfahren wir, welche konkreten Heilungsmöglichkeiten auf der körperlichen Ebene dem Schamanen zur Verfügung stehen. Wobei ich hier das Heilen betone – also das Erkennen und Gehen des eigenen Weges und nicht die Symptombekämpfung. Da in gewissen Fällen eine Symptombekämpfung aber durchaus sinnvoll sein kann, werde ich zusätzlich auf die Nothilfe auf der körperlichen Ebene eingehen.

Sie erinnern sich sicherlich, im ersten Kapitel schlug ich vor, dass Sie ein Symptom wählen, welches Sie durch dieses Buch begleitet und so als praktisches Übungsbeispiel dient. Probieren Sie nun doch gleich jede Methode mit Ihrem Symptom aus! Es macht übrigens nichts, wenn das Symptom banal ist, im Gegenteil, Methoden lernt man am besten, wenn wir sie zuerst an einem »einfachen Fall« üben. Abgesehen davon, führen auch scheinbar banale Zustände zu tiefgehenden Erkenntnissen. Ich werde die meisten Methoden anhand meines Nagelpilzes illustrieren, ebenfalls ein scheinbar banaler Zustand, denn er schmerzt nicht, hat kaum gravierende Konsequenzen, geschweige denn ist er tödlich. Aber Sie werden sehen, es liegen hier unerwartete Erkenntnisse verborgen.

Mit der Krankheit das Gespräch suchen

Genauso wie Sie mit einem anderen Menschen sprechen können, ist es möglich, mit einer Krankheit zu sprechen, um sie so
besser kennenzulernen. Beachten Sie dabei, dass oft verschiedene Mitspieler involviert sind, so zum Beispiel das betroffene Organ, der Erreger und der Zustand als solcher. Suchen Sie
also bei einer Grippe das Gespräch mit den Atemwegen, mit
dem Virus und mit dem Zustand (der Grippe). Sie werden
sehen, wie alle Beteiligten einen anderen Blickwinkel haben.

*Übung: Wählen Sie eine Krankheit und versuchen Sie mit-
hilfe einer schamanischen Reise das Gespräch mit ihr.
Seien Sie dabei nicht fordernd oder aggressiv, sondern
betrachten Sie Ihren Gesprächspartner als ebenbürtig und
gehen Sie respektvoll mit ihm um.*

Nachfolgend als Beispiel Ausschnitte der Gespräche mit den
Beteiligten an meinem Nagelpilz.
Ich sprach zuerst mit dem Pilz, welcher meinen Nagel befällt,
und fragte: »Wieso bist du dort?«
Er antwortete: »Die Gelegenheit war da, wieso sollte ich die-
se nicht wahrnehmen?«
»Aber ich möchte dich nicht dort!«
»Das ist mir egal, für meine Lebensgrundlage brauche ich eben
ein Substrat.«
»Was kann ich tun, damit du freiwillig gehst?«
»Ich gehe nicht freiwillig. Dies ist aussichtslos. Vergiss es!«
Anschließend sprach ich mit dem betroffenen Nagel. »Wie
kann ich dich unterstützen, damit du den Pilz loswirst?«
»Ernähre dich gesund, das hilft mir viel.«
»Wie?«
»Iss Jogurt. Viel Jogurt.«

»Willst du überhaupt den Pilz loswerden?«

»Ja, natürlich.«

»Ist es nützlich, wenn ich Tinkturen darauf tue?«

»Nein, nicht wirklich, aber wenigstens beschäftigst du dich dann mit mir, und das hilft.«

»Soll ich nach deiner Ansicht Pillen gegen den Pilz einnehmen?«

»Nein, keinesfalls.«

Schließlich sprach ich mit dem Zustand selber: »Was hat der Nagelpilz zu bedeuten?«

»Der Pilz ist ein Parasit, welcher dir Energie klaut. Das hast du in deinem Leben noch in ganz anderen Situationen! Suche sie!«

»Was soll ich tun?«

»Schaue, dass du diese Situationen heilst, dann muss dein Körper nicht mehr von Parasiten befallen werden.«

»Gib mir bitte einen Tipp!«

»Sei wütend auf alle Parasiten. Lasse diese Wut zu!«

Sie sehen, die Gespräche verlaufen bei jedem Beteiligten sehr verschieden. Der Pilz sucht sich lediglich gute Lebensbedingungen, und es ist ihm gleich, ob ich ihn mag oder nicht. Der Nagel erhofft sich eine bessere Unterstützung, und der Zustand als solcher wünscht sich, dass ich alles aus einer höheren Warte betrachte. Übrigens ist es immer Ihr Herz, welches entscheidet, ob Sie einer konkreten Empfehlung nachgehen oder nicht. Ich muss also mit dem Herzen entscheiden, ob ich mehr Jogurt esse oder nicht.

Solche Gespräche lohnen sich selbstverständlich auch mit schwerwiegenderen Krankheiten. Hier das Gespräch eines Mannes, der HIV-positiv getestet wurde. Er fragte seine Krankheit: »Wieso bist du bei mir?«

»Ich möchte dir zeigen, dass du vergänglich bist. Du musst lernen, im Jetzt zu leben. Du musst lernen, wozu du hier im

Leben bist. Wer bist du? Finde das heraus. Das ist das Aller-
wichtigste.«

»Aber es ist nicht fair. Ich bin lebensgefährlich bedroht von
dir. Wie soll ich das alles gut finden? Andere haben dieses
Problem nicht.«

»Jeder Mensch hat seine eigenen Herausforderungen. Nochmals: Die Gefahr des Todes hilft dir, du selbst zu werden!«

Wie funktionieren solche Gespräche? Ein Pilz kann ja kein
Deutsch und der Zustand »Fußpilz« ist etwas Abstraktes. Es
ist Ihr spiritueller Helfer, welcher das Gespräch vermittelt und
die Eindrücke, die er von der Krankheit bekommt, übersetzt.
Es können dabei aber durchaus Übersetzungsfehler entstehen.
Ich betone deshalb nochmals, dass der Gang in die spirituelle
Welt immer nur ein Hilfsmittel ist. Entscheiden müssen Sie am
Ende selber.

Das Thema eines Symptoms bestimmen

Die Themen oder Mitteilungen einer Krankheit werden anhand ihrer Qualitäten bestimmt und dann auf die gegenwärtige Lebenssituation übertragen. Etwas vereinfacht und
verallgemeinert, bedeutet dies beispielsweise für Übergewicht,
dass jemand sich mit einem Fettpanzer schützt oder mehr
Reserven anlegt als nötig. Übertragen auf den Alltag, müsste
diese Person nach Situationen suchen, bei denen sie sich zu
wenig gut schützt, etwa gegen verbale Angriffe anderer, oder
sie müsste sich fragen, ob sie Misstrauen hat, tatsächlich überleben zu können. Der Körper versucht also das zu verwirklichen, was im übrigen Leben nicht geht. Über das Vorgehen
gibt es bereits eine ganze Reihe guter Bücher voller Beispiele,
sodass ich hier nicht weiter darauf eingehen muss. Gerne
erwähne ich die diesbezüglichen Bücher von Thorwald

Detlefsen und Rüdiger Dalke (z. B. »Krankheit als Weg«, ISBN 3-442-11472-1), von Elfrida Müller-Kainz und Beatrice Steingaszner (z. B. »Was Krankheiten uns sagen«, ISBN 3-426-87144-0) oder Louise Hay (»Heile deinen Körper«, ISBN 3-363-03087-7). Damit Sie sehen, dass die Krankheiten auch teilweise ganz anders interpretiert werden können, erwähne ich noch die Bücher von Michel Odoul (»Dis-mois où tu as mal«, Le Léxique, ISBN 2-226-13324-0), die jedoch leider bisher nur auf Französisch erhältlich sind.

Solche Unterschiede in der Interpretation führen mich gleich zu einem sehr wichtigen Punkt: Hinterfragen Sie immer kritisch die Interpretationen anderer. Nicht jedes Symptom kann bei jedem Menschen gleich gedeutet werden. Ist Ihnen die Interpretation unklar, dann fragen Sie Ihren spirituellen Helfer.

Übung: Denken Sie nun an Ihr gewähltes Symptom und versuchen Sie die Symbolik dahinter zu verstehen. Schreiben Sie hierzu alle Merkmale auf (z. B. mein Knie schmerzt vor allem dann, wenn ich es belaste) und vor allem auch, wie das Symptom Ihren Alltag einschränkt (z. B. mich behindern meine Knieschmerzen beim Treppensteigen). Wie ein Detektiv kombinieren Sie nun alle Merkmale und lesen so die Bedeutung ab. Es bewährt sich, wenn Sie dann ein paar Tage warten und dann das Ganze mit weiteren Merkmalen ergänzen.

Hier drei Beispiele, wie körperliche Symptome interpretiert wurden: Für eine Frau symbolisierte ein Bandwurm ihr Gefühl, immer und überall ein Opfer zu sein. Ein Mann fand, dass seine Herzprobleme mit seinem Mangel an Freude zusammenhingen. Für ihn bestand das Leben nur aus Stress und Spannung. Eine andere Frau schließlich entdeckte, dass ihre Harnwegsentzündung ihre unterdrückte Wut auf alle, die etwas von ihr wollten, symbolisierte.

Und wie sieht es im Beispiel vom Nagelpilz aus? Zehennägel schützen die Zehen. Sie sind vor allem dann wichtig, wenn wir beim Gehen auf etwas stoßen, das wir nicht beachtet haben. Der Pilz dringt nun in die Hohlräume des Nagels ein und ernährt sich parasitisch von ihm. Der Nagel wiederum reagiert darauf, indem er unförmig und gelb aufschwillt. Eine Bekämpfung mit Tinkturen ist kaum möglich, weil die Pilzgifte nicht durch den Nagel dringen. Wie kann ich nun diese Beobachtungen auf mein Leben übertragen? Wo habe ich Parasiten, die gerade meinen Schutz angreifen, und ich kann nichts dagegen tun, weil genau dieser Schutz den Zugang verhindert? Ein möglicher Schutz im Leben ist Wut. Wut zeigt, dass mir etwas zu nahe kommt, und gibt mir die Energie, die notwendigen Grenzen zu setzen. Es gibt aber andere Menschen und Situationen, die genau von meiner Wut leben und sie sofort abzuschwächen wissen. Es ist nun meine Aufgabe, nach solchen Situationen zu suchen und sie zu heilen.

Sie sehen, obwohl ein Nagelpilz scheinbar eine banale Krankheit ist, kommen doch wichtige, tiefe und komplexe Zusammenhänge zum Vorschein. Jeder Hinweis ist jedoch nur ein Stein in einem Puzzle, welches mit anderen zusammengefügt werden muss. Es macht dabei nichts, wenn Sie erst eine Ahnung haben, in welche Richtung Sie suchen müssen. Es schärft Ihre Wahrnehmung, wenn Sie mit einem Rätsel durch Ihren Alltag gehen. Plötzlich entdecken Sie so weitere Puzzlesteine.

Eine Krankheit pirschen

Beim Pirschen werden wir im wahrsten Sinne des Wortes die Krankheit oder das Symptom selbst. Wiederum wird diese Methode vom spirituellen Helfer vermittelt. Auch hier werden die Erreger, die betroffenen Körperteile und die Zustände als solche gepirscht. Ziel ist, sich vollständig als das betreffende Krankheitselement zu fühlen: Sie sind das Virus, Sie sind der Krebs oder die Migräne, oder Sie sind das gebrochene Bein. Gibt es einen besseren Weg, etwas zu erfahren, als es selbst zu werden?

> *Übung: Versuchen Sie es gleich! Wählen Sie einen Aspekt eines Symptoms und bitten Sie Ihren spirituellen Helfer, dieses Symptom zu werden. Möglicherweise werden Sie Angst dabei spüren, vor allem dann, wenn Sie Ihre Krankheit als etwas Schlimmes, als Ihren Gegner betrachten. Sie sind aber in den sicheren Händen Ihres Helfers – so lange er dabei ist, sollte nichts passieren. Fahren Sie aber auf keinen Fall fort, sollte der Helfer das Pirschen ablehnen.*

Hier meine Erlebnisse, als ich den Pilz pirschte, der meinen Zehennagel befällt: »Ich war ein Faden, der nur noch suchte, unaufhörlich suchte ich nach einer Stelle, bei der ich weiter wachsen konnte. Suchen und Wachsen war der große, alles überragende Drang. Ab und zu machte ich eine Spore, wieso, wusste ich auch nicht genau. Es war einfach so. Ich spürte ein tiefes Sein, ich suchte und wusste, es muss weitergehen, es muss, es muss. Nur dies spürte ich, sonst nichts.«

Als Nächstes pirschte ich den Nagel: »Ich sah die alten Mauern einer Burg, die dauernd und ständig angegriffen wurden. Als Soldat musste ich diese Mauern verteidigen. Ohne Erfolg versuchte ich die Pfeile abzuwehren und zurückzuschießen, aber dies gelang mir kaum. Unaufhörlich drangen die Pfeile auf mich ein. Es war zum Verzweifeln, denn ich wollte doch meinen Dienst tun und unbedingt meine Aufgabe erfüllen. Wieso scheiterte ich? fragte ich mich immer wieder. Was fehlte mir? Langsam merkte ich es: Es mangelte mir an Unterstützung, an Respekt, an Wertschätzung von oben. Mir fehlte Liebe.«

Schließlich pirschte ich den Nagelpilz als Zustand: »Ich fühlte mich als kleines Kind voller Angst und Trauer und spürte eine Sehnsucht nach Verbundenheit mit meiner Seele.«

Übrigens können auch Schmerzen gepirscht werden. Da der Nagelpilz keine Schmerzen verursacht, schildere ich hier die Geschichte einer Frau, welche heftige Kopfschmerzen pirschte: »Mein Helfer führte mich in eine Höhle. Dort gelangte ich in einen Raum, der aussah wie eine Disco. Überall blitzten Lichter, und ich spürte, wie ich ein rotes, pulsierendes Licht wurde. Mit ungeheurer Kraft wurde ich in alle Richtungen geschleudert. Die Energie war so stark, dass ich zu zerbrechen glaubte, denn ein Teil von mir war immer noch Mensch. Nach rund einem Dutzend solcher Pulse war jedoch nichts mehr von mir Mensch, ich war nur noch pulsierendes Licht. In diesem Zustand merkte ich, wie ich etwas vollständig Neues wurde, ein gänzlich neues Lebewesen. Nun löste das Pulsieren Freude, gar Ekstase aus. Alles war Tanz, und es ging weiter und weiter. Dann kam mein spiritueller Helfer und zog mich jäh aus dieser Ekstase und führte mich aus der Höhle und wieder in die materielle Welt zurück.«

Bei diesen Schilderungen kommen bereits die Pole Aura (Gefühle) und Seele (Verzweiflung) ins Spiel. Auch wenn ich in diesem Buch die einzelnen Pole vorerst getrennt betrachte, ist dies in der Realität nicht wirklich möglich – die Pole sind zu eng miteinander verbunden. Bemerkenswert ist auch, wie groß die Energie im Schmerz ist und wie Ekstase und nicht etwa Horror aufkam, als die Frau ihre Kopfschmerzen pirschte. Gewisse Menschen wollen während solcher Erlebnisse nicht mehr in die materielle Welt zurückkehren. Folgen Sie aber unbedingt immer Ihrem spirituellen Helfer und bleiben Sie nie in der spirituellen Welt, auch wenn die Verlockung noch so groß sein mag. Ihr Weg liegt in der materiellen Welt, im Hier und Jetzt.

Vernetzung mit anderen Symptomen

Ein Symptom kommt selten alleine vor. Oft wird eine Abweichung vom Weg durch mehrere Symptome gleichzeitig angezeigt. Zusätzlich sind einige unserer vergangenen Symptome
ebenfalls Zeichen der gegenwärtigen Abweichung vom Weg.
Da manchmal ein bestimmtes Symptom schwierig zu verstehen ist, ist es hilfreich, die anderen beteiligten Symptome ebenfalls kennenzulernen.

*Übung: Fragen Sie Ihren spirituellen Helfer auf einer scha-
manischen Reise, welche Ihrer aktuellen und vergangenen
Symptome mit Ihrer gegenwärtigen Krankheit zusam-
menhängen. Dabei dürfen durchaus Symptome erscheinen, die in der Regel medizinisch nichts miteinander zu tun
haben, wie etwa Kopfschmerzen und Krampfadern. Ebenfalls dürfen nicht nur Krankheiten, sondern auch Unfälle
mit berücksichtigt werden.*

Mein spiritueller Helfer gab mir folgende Liste von aktuellen
Symptomen, welche direkt mit meinem Nagelpilz zusammen-
hängen: Dünne Zähne, Sodbrennen, Haarverlust auf dem
Kopf. Aus meiner Vergangenheit zeigten Karies in den Zähnen, verbrannte Hände als Kleinkind und ein Sportunfall in
meiner Jugend auf das gleiche Thema.
Mit den vernetzten Symptomen kann man nun ebenfalls
Gespräche führen oder sie anderswie interpretieren. Ähnlich
wie ein Detektiv setzen wir so weitere Puzzlesteine zusammen.
Das Sodbrennen deutet etwa auf ein Übermaß an Wut hin, die
nicht auf andere Art richtig geäußert werden kann. Oder der
Verlust der Haare könnte als Verlust der eigenen Macht gedeutet werden. Da Glatzenbildung beim Manne stark erblich
bedingt ist, muss ich bei diesem Machtverlust zusätzlich fra-

gen, inwieweit dieser ebenfalls elterlich verursacht wurde. So führt jeder Hinweis zu zusätzlichen Erkenntnissen, bis wir den Fall plötzlich verstehen.

Der Körperscan

Beim Körperscan gehen wir einen Schritt weiter als bei der Symptomvernetzung. Hier wird der ganze Körper systematisch abgetastet und nach möglichen Hinweisen gesucht, die auf Wegabweichungen hindeuten. Wir fragen also etwas allgemein: Wo habe ich in meinem Körper Symptome, die ich beachten muss? Diese allgemeine Frage hat den Vorteil, dass wir Krankheiten erfassen können, die sich noch nicht mit Schmerz oder auf eine andere Art bemerkbar gemacht haben.

Übung: Bitten Sie Ihren spirituellen Helfer, Sie durch Ihren Körper zu führen. Achten Sie dabei auf die Bilder, Eindrücke oder Gefühle, die Ihnen begegnen, und natürlich auch auf allfällige Bemerkungen Ihres Helfers. Es ist oft schwierig, sich die Fülle von Information zu merken, die Sie bei einem Körperscan erhalten. Diktieren Sie deshalb Ihre Eindrücke auf ein Tonband oder bitten Sie jemanden, Protokoll zu führen.

Hier ein Ausschnitt des Protokolls eines Mannes, welcher laufend seine Eindrücke und Bilder erzählt: »... mein Helfer führt mich in die Mitte meines Kopfes, mitten im Hirn sehe ich eine kleine rote Stelle, gleichzeitig spüre ich große Trauer, mir kommen Tränen. Ich sehe dort, in der tiefsten Mitte, einen Säugling, der sich danach sehnt, von seinem Vater getragen zu werden ... Ich gelange in meinen Mund, der Helfer zündet mit einer Taschenlampe herum und spritzt dann die Zähne mit einem Schlauch ab ... Als letztes Bild zeigt er mir meinen großen Zeh, ich sehe, wie ich auf Moos im Wald liege und mich mit der Erde verbunden fühle.«

Als Beispiel zeige ich, wie die rote Stelle im Kopf interpretiert werden könnte: Wahrscheinlich hat der Mann ein existentielles Problem, welches aus seiner Säuglingszeit stammt. Dieses mangelnde Vertrauen beeinflusst sein Weltbild (die rote Mitte ist im Kopf ...). Er beurteilt alles anhand seiner Angst, dass ihm etwas Existentielles passieren könnte, dass er etwa seine Arbeit verliert, nicht genügend Geld hat, bald sterben wird usw. So geht er nicht seinen Weg, sondern fragt sich bei jeder Entscheidung, wie diese sein Leben existentiell oder materiell beeinflussen wird. Der Mann hat nun Gelegenheit, diesem Thema auf den Grund zu gehen und es zu heilen, indem er die Trauer zulässt und trotz Angst konsequent jede Entscheidung mit dem Herzen fällt. Dies kann – muss nicht! – einer Krankheit vorbeugen.

Mit diesen Methoden haben Sie Ihre Symptome oder Krankheiten gründlich kennengelernt. Nun ist es Zeit, sie zu heilen. Wie gehen Sie vor?

Heilen auf der körperlichen Ebene

Heilen auf der körperlichen Ebene heißt grundsätzlich – wir haben es gesehen –, den Zustand, insbesondere also den Schmerz, liebevoll zu akzeptieren und zuzulassen. Dies kann entweder die aktuellen oder auch früher ungenügend zugelassenen Zustände betreffen. Dabei gilt es natürlich nach wie vor, konsequent alle Entscheidungen mit dem Herzen zu fällen. Wir schauen uns nun beide Möglichkeiten separat an:

Den aktuellen Schmerz zulassen

Es braucht Mut, den aktuellen Schmerz zu akzeptieren und zuzulassen. Sofort kommt Angst auf: Halte ich das durch? Wird dadurch mein Zustand nicht noch schlimmer? Diese Angst ist ebenfalls sehr heilend – wir werden dies uns im nächsten Kapitel genauer ansehen –, verdrängen Sie sie also nicht!

Im Prinzip braucht es nicht viel, um den Schmerz zuzulassen. Sie müssen ihn lediglich nicht mehr unterdrücken. Heißen Sie den Schmerz willkommen und anerkennen Sie ihn dankbar als wichtigen Teil der Heilung. Mehr nicht! Selbstverständlich ist dies einfacher gesagt als getan. Deshalb hier einige Tipps, wie Sie vorgehen können:

- Folgen Sie dem Schmerz durch den Körper. Sie werden dabei oft feststellen, wie sich der Schmerz selten an der gleichen Stelle befindet, auch dann nicht, wenn ein ganz bestimmtes Organ betroffen ist. Nehmen Sie sich also Zeit und beobachten Sie, wie der Schmerz wandert. Seien Sie dabei möglichst unbeteiligt. Sie unternehmen nichts und beobachten nur.

- Stellen Sie sich vor, der Schmerz sei ein Eisklotz und schmelze. Beobachten Sie, wie er sich verteilt und wie er sich im flüssigen Zustand anfühlt. Seien Sie auch hier ein unbeteiligter Beobachter außerhalb Ihres Körpers.

- Falls es Ihnen an Mut fehlt, gehen Sie in kleinen Schritten vor. Geben Sie sich vorerst nur eine kurze Zeit, in der Sie den Schmerz voll zulassen, setzen Sie versuchsweise für eine begrenzte Zeit Ihre schmerzlindernden Medikamente auf die Hälfte oder üben Sie mit einem weniger starken Schmerz.

Ein Beispiel: Es war zuerst sehr schwierig, den starken Schmerz meiner Hämorrhoiden zuzulassen und ihn nicht mehr verkrampft abwenden zu wollen. Es klappte erst, als ich genau dieses Bedürfnis, den Körper zu verkrampfen, zu beobachten begann. Dies erlaubte mir, mich dann auf das heftige Pulsieren einzulassen. Dies dauerte eine Zeit lang, bis ich plötzlich und unerwartet den Schmerz nicht mehr im Gesäß, sondern in den Zähnen spürte. Danach wanderte er in die Füße, in den Kopf und anschließend durch den ganzen Körper. Ich folgte ihm und stellte dabei fest, wie sich mein Körper allmählich mehr und mehr entspannte und ich mit der Zeit einschlief.

Heilen heißt, wieder auf seinen Weg zurückzukehren, in einen Zustand, in dem die Dinge einfach fließen. Es gibt nichts zu erreichen, nichts zu erzielen, und folglich macht es auch nichts, wenn wir dabei einschlafen. Die Wanderung des Schmerzes zeigt, dass verschiedene Körperteile davon betroffen sind. Der Körper sucht sich gewissermaßen von alleine alles zusammen, was für die Heilung nötig ist. Die Heilung läuft von sich aus, wenn man sie nur zulässt.

Übrigens nimmt der Schmerz oft ab, wenn man ihn zulässt. Dies ist plausibel, denn er muss weniger laut schreien, wenn wir hinhören.

Obwohl es sich ähnlich anhört, ist es nicht das Gleiche, wenn wir den Schmerz zulassen, wie wenn wir ihn pirschen. Beim Zulassen beobachten wir ihn, beim Pirschen werden wir der Schmerz selbst. Wir nehmen also jeweils zwei verschiedene Positionen ein.

Den alten Schmerz zulassen

Wie wir im letzten Kapitel gesehen haben, wirken vergangene Abweichungen vom Weg auch in der Gegenwart. Meistens ist es sogar so, dass anfänglich kleine Abweichungen mit der Zeit immer größer werden. In solchen Fällen ist es sehr heilsam, den ursprünglichen Schmerz zu finden und zuzulassen.

Übung: Gehen Sie von Ihrem aktuellen Zustand aus und fragen Sie Ihren spirituellen Helfer, ob hierzu ein alter körperlicher Schmerz gelebt werden müsse. Dieses Vorgehen ist insbesondere auch dann interessant, wenn die aktuelle Situation noch keine oder nur wenig Schmerzen verursacht.

Mit meinem spirituellen Helfer forschte ich nach alten Schmerzen, welche mit meinem Nagelpilz verbunden waren. Mein Helfer führte mich zu einem Fußballunfall zurück, den ich mit vielleicht 16 Jahren hatte. Ich spielte damals weder gerne noch gut Fußball und musste deshalb im Gymnasium in Basel immer das Tor hüten. Bei der Abwehr eines Schusses kickte ein Klassenkamerad mir in den Fuß, was zu einer schmerzhaften Prellung führte, und ich musste als Folge eine Zeit lang an Krücken gehen. Auf der schamanischen Reise spürte ich nun den gleichen Schmerz wieder in voller Wucht. Ich ließ ihn zu und spürte, wie sich mein Herz ihm öffnete und wie ich ihn willkommen heißen konnte. Interessanterweise war mir dieses Ereignis nicht mehr bewusst gewesen und ich war sehr überrascht, als mein Helfer mich dorthin führte.

Dieses Vorgehen führt immer wieder zu überraschenden Ergebnissen. Hier einige Beispiele anderer Menschen: Die Zahnprobleme eines Mannes hingen mit den bestrafenden Schlägen der Eltern zusammen. Eine Frau sah einen Zusammenhang zwischen ihrem Übergewicht und einer chronischen Bronchitis in der Kindheit. Eine weitere Frau spürte bei ihrer Migräne die alten Schmerzen im Darm. Ein Mann schließlich erkannte einen Zusammenhang zwischen seinen Hämorrhoiden und einem alten Leistenbruch in seiner Jugend.

Beachten Sie bitte – und dies werde ich im Verlauf des Buches immer wieder sagen –, alle drei Pole sind eng miteinander verbunden. Eine Heilung auf der körperlichen Ebene wird unweigerlich die anderen Pole ebenfalls in Bewegung bringen, begleitet von den entsprechenden Empfindungen. Seien Sie deshalb nicht überrascht, wenn Sie bei einem solchen Vorgehen nicht nur an alte Schmerzen, sondern auch an alte Gefühle oder Verzweiflung gelangen.

Nothilfe

Für den Schamanen findet dann eine wahre und echte Heilung statt, wenn er wieder auf seinen eigenen Weg gelangt. Hierzu – wir haben es jetzt wiederholt gesehen – müssen in aller Regel die auftretenden Symptome zugelassen und akzeptiert werden. Es gibt aber Ausnahmen! Es ist nicht in jedem Fall sinnvoll oder überhaupt möglich, die Symptome zuzulassen. Ausnahmen bestehen insbesondere dann, wenn der Zugang zum eigenen Weg aus eigenen Stücken nicht mehr gefunden oder gegangen werden kann. Dies geschieht, wenn wir uns zu weit von unserem Weg entfernt haben und nicht mehr wissen, wo er sein könnte, oder wenn der Schmerz, den wir zulassen müssten, im Moment noch zu groß ist. Haben wir beispielsweise ein Bein gebrochen oder sind wir einer schweren Infektionskrankheit erlegen, dann ist es in den meisten Fällen nicht möglich, alleine die Heilung vorzunehmen. In solchen Situationen sind wir auf fremde Hilfe angewiesen, wir konsultieren etwa einen Arzt, unterziehen uns einer Operation, nehmen Medikamente oder wählen eine andere Methode, um die Symptome zu unterdrücken. Damit ist – in Notfällen – nichts falsch!
Wie entscheiden Sie, ob Sie die Symptome zulassen oder ob Sie fremde Hilfe benötigen? Im Prinzip ist die Antwort einfach:

Jede Entscheidung des Schamanen wird mit dem Herzen gefällt, also auch diese. Nur ist es in Fällen mit schweren Symptomen (denken wir ans gebrochene Bein) schwierig, auf das
Herz zu hören, und wir werden auch kaum unseren spirituellen Helfer fragen können. Wir sind also schlicht nicht in der
Lage, uns auf unser Inneres zu besinnen. Was ist dann? Meine
Empfehlung: Nehmen Sie im Zweifelsfalle die fremde Hilfe
an, gehen Sie zum Arzt oder versuchen Sie irgendeine andere
Art der Symptombekämpfung. Erachten Sie die fremde Hilfe
jedoch als Darlehen und gehen Sie Ihre Themen gleichzeitig
oder bei der erstmöglichen Gelegenheit nachträglich an.

Die konventionellen Hilfestellungen, sei dies nun Schul- oder
Komplementärmedizin, müssen hier nicht weiter beschrieben
werden. Hingegen möchte ich im Folgenden auf einige Möglichkeiten der Symptombekämpfung mit schamanischen Mitteln eingehen.

Extraktion

Bei der Extraktion wird ein krankhafter Zustand in der spirituellen Welt entfernt. Dies hat zur Folge, dass oft auch eine
Linderung der Symptome in der materiellen Welt stattfindet.

*Übung: Gehen Sie mit der Unterstützung Ihres Helfers zu
einem Symptom und bitten Sie ihn, es zu entfernen. Vergessen Sie nicht, ihn gleichzeitig zu fragen, was Sie für Ihre echte Heilung unternehmen können.*

Manchmal werden Sie dabei Bilder sehen, die realen Operationen oder Arztbesuchen gleichen, und dass etwas heraus-
geschnitten oder ein Erreger abgetötet wird. In anderen Fällen
wird die Reise mit dem Helfer symbolisch ausfallen, das heißt,

Sie müssen vielleicht einen Dämonen verjagen oder etwas mit einem Schlauch abspritzen. Solches ist von Fall zu Fall und von Person zu Person verschieden.

Die Extraktion ist natürlich nur dann einsetzbar, wenn Sie auch die Möglichkeit haben, in Ihrem Zustand eine schamanische Reise vorzunehmen. Sie ist ferner nicht einfach, weshalb ich empfehle, die Technik vorerst an unkritischen Symptomen zu üben. Versuchen Sie zum Beispiel, das Gift eines Insektenstiches zu entfernen oder töten Sie die Viren bei einer beginnenden Erkältung ab. Bedenken Sie aber, dass Sie auch bei solch kleinen Übungsbeispielen die wahre Heilung nicht vergessen – und, ja, auch Insektenstiche, sofern sie Sie betroffen machen, zeigen Abweichungen vom Weg.

Für die Extraktion ist das Beispiel des Nagelpilzes wenig geeignet, da die Zehennägel äußerst langsam nachwachsen und deshalb eine Symptombekämpfung nicht gut überprüfbar ist. Ich wähle deshalb das Beispiel einer Frau mit Knieschmerzen. Diese entstanden auf einer Bergtour, von der sie wegen der einbrechenden Dunkelheit befürchtete, in ihrem Zustand nicht mehr rechtzeitig zurückzukehren. Sie versuchte deshalb den Schmerz zu extrahieren. Ihr Helfer führte sie in einen Operationssaal. Er hatte allerlei Operationswerkzeuge dabei und schnitt den Bereich des Knies auf und fand darin eine schwarz umrandete Sehne. Diese wusch er mit einer Flüssigkeit, legte sie danach zurück und nähte alles wieder zu. Anschließend lenkte er sie durch eine Tür, welche zum Dorf eines Naturvolkes führte. Eine Dorfbewohnerin pflegte dort die Wunden der Frau. Ihr Helfer schaute eine Weile zu und entfernte sich dann, um mit einer Schubkarre voller Steine zurückzukehren. Die Steine breitete er neben der Frau aus und sagte ihr: »Das hast du alles getragen. Ist das notwendig?« Die Frau hatte dann die Aufgabe, jeden einzelnen Stein anzuschauen – jeder davon war mit Personen oder Projekten ihres Lebens beschriftet – und sich die Frage zu stellen, ob dieser Stein notwendig war oder nicht. Als die Frau von dieser schamanischen Reise zurückkam, war es ihr möglich, mit weit geringeren Schmerzen bis ins Dorf zurückzuwandern.

Solch schnelle Wechsel von einem Operationssaal zu einem Naturvolk mitsamt einem gänzlich unpassenden Schubkarren sind bei schamanischen Reisen nicht ungewöhnlich. Schamanische Reisen müssen nicht logisch sein! Die Bilder auf Reisen sind nicht real, sondern Übersetzungen von Mitteilungen aus der spirituellen Welt. In diesem Fall haben die Bemühungen des spirituellen Helfers Wirkung gezeigt, er hat es aber nicht unterlassen, mit dem Schubkarren und den Steinen gleichzeitig auf den Heilungsbedarf hinzuweisen, welchen die Frau im Nachgang angehen muss.

Illumination

Bei der Illumination wird die kranke Stelle nicht entfernt, sondern mit weißem Licht bestrahlt. Dabei sind zwei genau gegensätzliche Effekte möglich: Entweder das Licht lindert die Symptome, oder sie kommen erst recht – weil nun sichtbar – zum Vorschein. Da bei der Nothilfe Linderung gewünscht wird, ist es deshalb wichtig, dass Sie den spirituellen Helfer auch ganz konkret darum bitten. Wollen oder können Sie in Ihrer konkreten Situation keine schamanische Reise unternehmen, mag bereits die Vorstellung von linderndem Licht auf der schmerzhaften Stelle etwas zur Symptombekämpfung beitragen. Alles in allem funktioniert die Illumination besser bei diffusen Schmerzen (zum Beispiel Migräne), während die Extraktion dann angewendet wird, wenn etwas Konkretes entfernt werden soll (zum Beispiel ein Gallenstein).

Auf einer langen, kurvenreichen Busfahrt wurde es mir sehr übel, und da ich nicht erbrechen wollte, fand ich Nothilfe angebracht. Ich schloss die Augen, traf meinen spirituellen Helfer und bat ihn, mit Illumination die Übelkeit meines Magens zu lindern. Mein Helfer führte mich zu einem alten Indianer, der kurzum mit einem scharfen Stein meine Bauchhaut abstreifte und dann mit einem leuchtenden Kristall meinen Magen anleuchtete. Der Strahl des Kristalls verwandelte sich in ein starkes Licht, welches direkt vom Himmel kam. Ich ließ das Licht wirken und spürte, wie eine umfassende Verbundenheit mit allem entstand. Dabei verschwand die Übelkeit langsam.

Nach herkömmlicher Weisheit wäre die kurvenreiche Straße die direkte Ursache für die Übelkeit und es gäbe keinen Bedarf nach einer nachträglichen Heilung. Aber – Sie erinnern sich sicherlich – für Schamanen bestehen keine solchen kausalen Zusammenhänge. Mein Helfer dazu: »Dir wurde übel, weil du dich gegen die Kurven der Straße gewehrt hast. Bei starken Kurven verlierst du das Vertrauen, dass es gut wird, und du kannst dich zu wenig auf den Moment einlassen. Du musst loslassen und den Augenblick zulassen!« Darauf fragte ich: »Wie heile ich das?« – »Das mangelnde Vertrauen kommt aus deiner Geschichte, aus den unzähligen Umzügen, bei denen du nicht mehr wusstest, wie es weiter geht. Gehe zurück in diese Situationen und heile sie, indem du die damaligen Empfindungen nochmals zulässt.«

Den spirituellen Helfer bitten,
das Symptom zu beseitigen

Manchmal ist es auch gut, die konkrete Art der Symptom-bekämpfung auf einer schamanischen Reise zu erfragen. Der spirituelle Helfer unternimmt dann entweder etwas in der spirituellen Welt oder er macht einen Vorschlag, den es in der materiellen Welt zu beachten gilt.

Vor einigen Jahren war ich alleine in den Wüsten Australiens unterwegs, als meine Hand aufzuschwellen begann. Zuerst ignorierte ich es, aber als sich der Zustand stetig verschlimmerte, machte ich mir Sorgen und bat meinen spirituellen Helfer um Unterstützung. Er sagte mir, ich solle das Blatt einer dort vorkommenden Pflanze auf die Hand halten. Ich kannte diese Pflanze nicht, und zuerst fragte ich mich, ob ich da wirklich etwas Sinnvolles tat. Wer weiß, vielleicht war die Pflanze ja giftig! Doch folgte ich seinen Anweisungen, und in der Tat ging die Schwellung zurück.

Achten Sie darauf, dass Sie immer mit dem Herzen entscheiden, ob Sie solchen Vorschlägen folgen oder nicht. Vergessen Sie nicht: Schamanische Reisen sind ein Hilfsmittel und nicht die absolute Wahrheit. Ihre eigene Wahrheit finden Sie in Ihrem Herzen. Deshalb tragen immer Sie die Verantwortung und nicht die spirituelle Welt oder Ihr Helfer.

Bei der Symptombekämpfung bitte beachten

Nun noch drei Bemerkungen, die Sie bei der Symptombe-kämpfung unbedingt beachten müssen:

- Achten Sie bei aller Symptombekämpfung pedantisch da-rauf, dass Sie im Nachgang eine echte Heilung vornehmen. Ich wiederhole mich hier, ich weiß, aber dies nur, weil es mir ein äußerst wichtiges und häufig vergessenes Anliegen ist. Jeder Schmerz, jedes Symptom, welches achtlos bekämpft oder unterdrückt wird, bleibt irgendwo im Körper stecken, und so richten Sie langfristig mehr Schaden als Nutzen an. Den Energiegewinn, den Sie durch die Beseitigung der Symptome erhalten, müssen Sie sofort verwenden, um die damit verbundenen Themen anzugehen. Vergleichen Sie die Symptombekämpfung mit einem Darlehen von einer Bank. Leihen Sie Geld aus, dann ist Ihr momentanes Symptom zwar verschwunden (Geld ist nun wieder da), aber die Ursache ist nach wie vor vorhanden. Sobald Sie das Geld haben, müssen Sie es investieren, damit es nicht nochmals verloren geht und Sie als Folge noch höhere Schulden haben.

- Achten Sie ferner darauf, dass die Symptombekämpfung nicht immer funktioniert, weder in der Schul- oder Komplementärmedizin noch mit schamanischen Methoden. Dies geschieht dann, wenn der Abstand zu unserem Weg zu groß ist oder wenn uns der Helfer nicht zutraut, dass wir uns im Nachgang tatsächlich der echten Heilung widmen.

- Akzeptieren Sie es unbedingt, wenn Ihr spiritueller Helfer seine Unterstützung verweigert. Insistieren Sie nie und verlangen Sie nicht von ihm, dass er eine Extraktion oder eine Illumination vornimmt, wenn er nicht einverstanden ist. Dies heißt natürlich nicht, dass Sie dann nicht eine andere Art der Unterstützung annehmen dürfen.

Gewisse Schmerzen zeigen neue Phasen

Ich habe nun viel davon gesprochen, wie Schmerz eine Abweichung vom Weg darstellt und wie er deshalb zugelassen werden muss, um wieder auf den Weg zu gelangen. Es gibt aber im Leben eines Menschen durchaus Schmerzen, die nicht direkt auf Abweichungen hindeuten, sondern zur normalen Entwicklung gehören. Dies ist dann der Fall, wenn der Mensch körperlich einen bedeutenden Schritt unternimmt, zum Beispiel bei der Geburt, beim Zahnen, beim Gebären oder manchmal beim ersten Sexualkontakt. Diese Schmerzen zeigen neue Phasen und nicht Abweichungen an. Es sind dies Situationen, in denen Grenzen überschritten werden müssen. Im Kern ändert sich aber nichts! Auch diese Schmerzen müssen zugelassen werden. Denn ohne Schmerz kann die Grenze nicht überschritten werden. Im weitesten Sinne handelt es sich also auch hier um eine Heilung, nämlich eine, bei der es darum geht, den eigenen Weg – hinter der Grenze – wieder aufzunehmen. Verweigern wir den Übertritt in die neue Phase, dann weichen wir ebenfalls von unserem Weg ab, auch dann, wenn wir vor der Grenze noch darauf waren. Wenn wir nicht durch dieses Tor gehen, setzen wir den Samen für eine Krankheit später im Leben. Vermeiden wir die Schmerzen, dann betrügen wir uns also selbst.

Harte Worte, ich weiß. Verliert demzufolge eine Frau den Anschluss an ihren Weg, wenn sie einen Kaiserschnitt wählt oder bei der Geburt Schmerzmedikamente zu sich nimmt? Und was geschieht mit dem schreienden Kind, dem wir eine Zahnsalbe auf das Zahnfleisch streichen? Mein Helfer meint dazu Folgendes: »Es ist alles eine Frage der Motivation. Hat die Frau den Kaiserschnitt gewählt, um den Schmerz zu vermeiden, um die Geburt planbar zu gestalten oder aus anderen logischen Überlegungen, dann hat sie sich in der Tat um einen wichtigen Entwicklungsschritt betrogen. Falls ihr Herz jedoch ja dazu sagte, dann liegt der Kaiserschnitt auf ihrem Weg.«

»Aber was ist, wenn das Kind und die Mutter in Gefahr sind?« wollte ich wissen. »Ist in einem solchen Fall nicht automatisch klar, dass ein Kaiserschnitt vorgenommen werden muss?«

»Nein! Nochmals: Diese Dinge werden nicht nach äußeren, logischen Kriterien entschieden, sondern mit dem Herzen. Das gesagt, wird ein Herz in einem solchen Fall wohl sehr, sehr selten einen Kaiserschnitt ablehnen.«

»Und, wie ist es beim schreienden Kind? Dort entscheiden wir ja für jemand anders!«

»Auch dort gilt es, auf unser Herz zu hören! Bei jeder Hilfestellung ist das so.«

Wieso wir auch beim Helfen auf unser Herzen hören, erfahren wir übrigens im achten Kapitel.

Ja, aber …

Also: Der Schamane lässt die Symptome zu, lernt aus ihnen, heilt auf der körperlichen Ebene, indem er Schmerzen zulässt, und bekämpft die Symptome nur in bestimmten, seltenen Notfällen. Die Einwände kommen sofort …

»Für erblich bedingte Gebrechen kann ich doch nichts dafür!«
Auf den ersten Blick würde man tatsächlich meinen, dass erblich bedingte Krankheiten nicht auf diese Weise angegangen werden können, denn solche Gebrechen sind biologisch bedingt und haben nichts mit Wegen zu tun. Der Schamane sieht das jedoch anders. Unsere angeborenen Hindernisse sind Herausforderungen, die sehr wohl mit unserem Weg zu tun haben. Oft ermöglichen sogar genau sie, die nötigen Dinge zu lernen, gewissermaßen die Voraussetzungen zu schaffen, um wir selber zu sein. In diesem Sinne können wir – dies natürlich gewagt formuliert – dankbar sein für unsere Gebrechen. Abgesehen davon hat jeder Mensch Starthindernisse, auch wenn diese bei gewissen Menschen offensichtlicher sind als bei anderen. Dies muss so sein, denn ohne Herausforderungen gibt es keine Bewegung im Leben. Und würden schließlich erbliche

Gebrechen ausgeschlossen, dann könnten derart betroffene Menschen diesbezüglich keinen Weg gehen und nicht heil werden. Der Schamane macht keine Ausnahmen: Alle können ihren Weg gehen! Übrigens gehört gerade die Tatsache, dass sie erblich ist, zur Symbolik einer Krankheit. So muss bei erblichen Krankheiten nachgefragt werden, inwieweit wir Ansichten oder Verhalten von unseren Eltern übernommen haben. Haben wir zum Beispiel eine erbliche Hauterkrankung, müssen wir überprüfen, wie unsere Eltern mit Grenzen, meist im zwischenmenschlichen Bereich, umgegangen sind. Haben sie unsere Eigenständigkeit respektiert? Sind sie in Bereiche eingedrungen, die sie nichts angingen?

» Was ist bei einem Unfall, an dem ich nicht selber schuld bin?« Aus einer schamanischen Perspektive hat jedes Ereignis mit Ihnen zu tun, sofern Sie es bemerken. Und Unfälle sind unübersehbar. Ob Sie daran »schuld« sind oder nicht, ist dabei belanglos. Überhaupt, das Thema Schuld ist eine Wertung, die stark von der jeweiligen Gesellschaft abhängt, in der wir wohnen. Bei uns ist bis ins Detail bestimmt, wer in welcher Situation schuldig ist, und so wird definiert, wer die Verantwortung für die anfallenden Kosten zu übernehmen hat. Mit eigenen Wegen hat dies nichts zu tun. Der Schamane sieht es so: Wir gehen unseren Weg, und Dinge geschehen. Machen sie uns betroffen, sind sie wichtig und haben etwas mit uns und unserem Weg zu tun. Machen sie uns nicht betroffen, dann gehen sie uns nichts an. Diese Aussagen gelten nicht nur für Unfälle, sondern genauso für Infektionskeime, denen wir uns ausgesetzt haben, oder auch Umwelteinwirkungen wie Feinstaub, Lärm, Elektrosmog, oder etwa für Kriege, Katastrophen und Ähnliches. Aber beachten Sie, auch hier sind die Tatsache, dass es ein Unfall war, der Hergang, die Auswirkungen und die entstehenden Behinderungen von größter Bedeutung bei der Heilung. Alle oben beschriebenen Methoden können ange-

wendet werden, so kann der Unfall gepirscht oder mit ihm ein Gespräch geführt werden. Es ist sogar möglich (dies als Nothilfe mit allen entsprechenden Warnungen von oben), mit Vermittlung des spirituellen Helfers den Unfallhergang nachträglich zu ändern.

»*Vorbeugen ist besser als Heilen.*« Die Zahl der Vorschläge, wie wir zu einem gesunden Körper gelangen, ist unglaublich. Man muss auf genügend Vitamine, Licht, Bewegung, Basen, Ballaststoffe, Fettsäuren und so weiter achten, um einer ganzen Vielzahl von Leiden vorzubeugen. Hinter den meisten dieser Vorschläge stecken tatsächliche Erkenntnisse über den Stoffwechsel eines Menschen. Betrachten wir lediglich das System, in dem sie untersucht wurden, dann können damit zahlreiche Symptome verhindert werden: Haben wir genügend Vitamin C, dann bekommen wir keinen Skorbut; gehen wir regelmäßig in die Sauna, dann haben wir weniger Erkältungen; mit genügend Bewegung vermindern wir das Risiko von Herz-Kreislauf-Erkrankungen und so weiter. Diese Listen füllen Bibliotheken! Aber ist das sinnvoll? Hier die Antwort meines spirituellen Helfers: »Achte nicht auf diese Zusammenhänge, sie sind zu kompliziert und behandeln oft nur Teilsysteme, welche die Vernetzung mit dem Ganzen nicht berücksichtigen. Meist wird nicht einmal der ganze Körper einbezogen, geschweige denn übergeordnete Systeme wie die Aura oder die Seele. Vergiss nicht, dass der Körper eine Projektion der höheren Ebenen ist. Gehst du deinen Weg, folgt der richtige Umgang mit dem Körper automatisch. Das andere: Wenn du dermaßen auf Vorbeugung fokussiert bist, nimmst du viele Symptome, die ohne Vorbeugung sonst auftreten würden, nicht mehr wahr. Du verhinderst gewissermaßen, dass du die Wegweiser, die auf deinen Weg zurückweisen würden, wahrnimmst. Die Abweichungen vom Weg verschwinden deswegen aber nicht! Deshalb wird der Körper oft an einer anderen Stelle mit anderen Symptomen reagieren müssen. Abgesehen davon geht der Körper einen natürlichen Alterungsprozess durch, und dieser ist immer mit Verlusten verbunden. Dies gilt es zu akzeptieren. Lass jeweils dein Herz entscheiden, ob du eine bestimmte vorbeugende Maßnahme treffen willst oder nicht.« Ich fragte nach: »Aber, wenn ich jetzt nichts mache, dann wird eine Therapie später nur komplizierter und teurer!« – »Dies wäre genau die falsche Motivation für präventive Maßnahmen! Nochmals: Du machst etwas, nicht weil es eine vorbeugende Wirkung hat, sondern weil dein Herz dazu ja sagt. Wenn dein Herz ja zu Vitaminen sagt, dann nimm sie, sonst nicht. Sollte etwas später wegen mangelnder Vorsorge kompliziert und teuer werden – aber dein Herz hat zur vorbeugenden Maßnahme nein gesagt –, dann gehören diese neuen Erlebnisse zu deinem Weg, auch wenn sie unangenehm und herausfordernd sind.«

»Die Symptome sind mir peinlich, so kann ich nicht auf die Straße oder arbeiten gehen.« Viele Symptome sind uns peinlich, wir gehören nicht mehr zum Normalen oder müssen unsere Schwächen offen anderen zeigen. Dies ist ein ständig größer werdendes Problem, denn der Spielraum des Normalen wird immer kleiner. Dies wird besonders im Vergleich zu ärmeren Ländern deutlich, in denen die Menschen weniger Geld für korrigierende Eingriffe zur Verfügung haben. Die sichtbare Vielfalt der Menschen ist dort viel größer als bei uns. Auch hierzu mein spiritueller Helfer: »Vergiss nie, nie, nie, dass es um etwas Übergeordnetes geht. Auch Peinlichkeiten sind wunderbare Gelegenheiten, um zu lernen, um weitere große Schritte zu unternehmen. Die Tatsache, dass etwas peinlich ist, zeigt, dass genau hier ein Thema verborgen ist. Suche es!«

»Aber die Medizin oder andere Heilverfahren dürfen doch unterstützend wirken!« Jede Symptombekämpfung, jede Veränderung der Umgebung kann verhindern, dass wir die Mit-

teilungen erkennen oder eine echte Heilung in Gang setzen. Nochmals: der Schamane lehnt die Hilfe nicht ab, er nimmt sie aber nur dann an, wenn sie auf seinem Weg ist. Er lehnt die Haltung »Nützt es nichts, so schadet es nichts« strikt ab. Ob eine Unterstützung angenommen wird oder nicht, ist eine bewusste Entscheidung des Herzens.

»Meine Krankheit ist tödlich, da kann ich mich nicht auf solche Risiken einlassen.« Ist die Krankheit tödlich, ist es umso wichtiger, mit dem ganzen Bewusstsein auf das Herz zu achten. Naht der Tod, hat man weniger Zeit, Abweichungen vom Weg wieder aufzuholen. Übrigens, allein die Tatsache, dass wir nicht mehr viel Zeit haben, verhindert keinesfalls unseren Weg – vielleicht kommen wir in einer solchen Situation sogar mit einigen wenigen, aber gewaltigen Schritten sehr schnell zu uns selbst. Das wichtige Thema Tod werden wir übrigens ausführlich im letzten Kapitel anschauen.

Fortschritt der Heilung

Folgen wir nun der schamanischen Philosophie, lernen dabei unsere Krankheiten kennen und lassen die Symptome zu, stellt sich schnell die Frage, wie wir merken, ob wir nun tatsächlich uns unserem Weg nähern oder nicht. Wie stellen wir also fest, ob unsere Bemühungen fruchten? Rein auf der körperlichen Ebene ist dies nicht möglich, denn die Symptome sind kein Anzeichen hierfür. Vielleicht verschwinden die Symptome, vielleicht bleiben sie, vielleicht bäumen sie sich noch ein letztes Mal auf, kurz, mit den Symptomen kann irgendetwas geschehen. Auf sie können wir nicht schauen. Der Weg zur Heilung ist für jeden Menschen und für jede Situation anders. Auf der anderen Seite – und das haben wir bereits gesehen – sind wir dann geheilt, wenn die Symptome uns nicht mehr betroffen machen. Aber was ist dazwischen? Wie sehen wir, ob wir auf dem Weg sind? Es gibt eine Möglichkeit: Wir gehen dann auf unseren Weg zu, wenn wir Angst (wir gehen auf etwas zu) und Trauer (wir verlassen etwas) spüren und wenn wir gleichzeitig konsequent mit dem Herzen entscheiden. Ist dies der Fall, dann sind wir auf dem Weg, auch wenn der Körper turbulente Situationen durchlebt. Doch damit sind wir bereits mit einem Bein im nächsten Kapitel, aber vorher gibt es noch ein paar Themen, die wir kurz streifen müssen:

Vergänglichkeit, Sicherheit, Sorgfalt und Respekt

Unser Körper ist vergänglich. Es ist äußerst wichtig, diese Tatsache immer wieder vor Augen zu halten. Irgendwann wird unser Körper nicht mehr sein. Unsere westliche Gesellschaft legt zwar großen Wert auf ein langes Leben, eines, bei dem möglichst immer alles funktioniert – dies, weil unsere Gesellschaft enorm stark in der materiellen Welt verhaftet ist. Fast alles wird in materiellen Maßstäben gemessen, und auch beim Körper ist es nicht anders.
Der Schamane sieht dies anders. Der Körper ist eine vorübergehende Behausung. Er gibt uns die Möglichkeit, die materielle Welt wahrzunehmen und hier in dieser Welt ein Stück Weg zu gehen. Der Körper ist aber nicht unsere Essenz. Diese Tatsache gibt dem Schamanen eine große Freiheit, er kann viel mehr wagen, kann sich wirklich voll dem Weg widmen, wenn er weiß, dass er nicht auf den Körper, sondern auf seine Entwicklung achten muss. Geht der Körper zugrunde und stirbt der Schamane dabei, dann ist das eben so. Die Vergänglichkeit des Körpers ist nichts Dramatisches, sondern – im Gegenteil – eine enorme Unterstützung.

Die Haltung des Schamanen gegenüber dem Körper ist also nicht eine der Sorgfalt, um ein möglichst langes und gesundes Leben zu erzielen, sondern eine des Respekts. Er respektiert den Körper so, wie wenn er eine Leihgabe eines guten Freundes wäre. Der Körper gehört nicht wirklich ihm, und deshalb missbraucht er ihn auch nicht. Sondern er verwendet ihn genau für den Grund, wozu er ihn auch bekommen hat: Um einen ganz bestimmten Weg zu gehen. Nicht mehr und nicht weniger.

Denken Sie nochmals an dieses Kapitel zurück

Jetzt wissen wir, Heilung auf der körperlichen Ebene bedeutet das Zulassen der Symptome. Eine radikale Aussage, ich weiß. Und eine, die bestimmt Gefühle auslöst – etwa Angst vor schlimmen Konsequenzen oder Trauer über verpasste Gelegenheiten, Wut auf die Symptome, Angst vor dem Schmerz, Sehnsucht auf einen gesunden Körper und sicher viele, viele mehr. Alle diese Gefühle spielen sich im Pol »Aura« ab. Wir sehen also, der Körper kann nicht alleine betrachtet werden – immer kommen auch die anderen Pole mit ins Spiel. Und damit sind wir bereits mitten im nächsten Kapitel.

4. KAPITEL

Die Aura

In diesem Kapitel entdecken Sie

- wie der Schamane auf der Ebene
  der Aura heilt,

- Techniken, um die Aura wahrzunehmen,

- wie Sie die Aura heilen,

- warum Gefühle so wichtig sind,

- wie Sie nach verborgenen Gefühlen suchen,
  um sich selber zu heilen,

- wie Sie aus dem Sumpf der Gefühle
  kommen,

- und Möglichkeiten, in Notsituation in
  der Aura einzugreifen.

AUF DEN ERSTEN BLICK MACHTE ES KEINEN SINN: Ich wollte mir den nötigen Raum geben, damit ich meine Gefühle zulassen konnte. Ein ganzes Wochenende lang hatte ich nichts vor, keine Abmachungen, keine Verpflichtungen und keine Aufgaben, die es zu erledigen gab. Zwei volle Tage würden mir und nur mir alleine zur Verfügung stehen. Die wollte ich mir gönnen, denn ich wusste: Gefühle heilen. Nur, kaum waren einige Stunden vergangen, fühlte ich mich absolut miserabel.

Da war vor allem Angst. Alle möglichen und unmöglichen zukünftigen Ereignisse machten mir Sorge, wie etwa Arbeitslosigkeit, die Vogelgrippe und andere Epidemien, andere Krankheiten, allerlei unerledigter Alltagskram und vieles, vieles mehr. Es war nicht nur Sorge, es war Panik. Kaum ließ die Angst etwas nach, kam Trauer auf, dann Sehnsucht, dann Wut. Alles war da, jedes erdenkliche Gefühl spürte ich. Und angenehm war das nicht! Ich befand mich mitten in einer waschechten Krise. Wie konnte so etwas nützlich sein?

Es ist wenig plausibel, dass negative Gefühle gut sind, ich weiß, doch genau solche Krisen heilen. In diesem Kapitel gehen wir deshalb der Sache auf den Grund, und ich werde erklären, wieso Gefühle so wichtig sind, wieso genau solch gefühlsintensive und krisenhafte Wochenenden unglaublich heilend wirken. Hierfür müssen wir aber zuerst die Aura näher kennenlernen.

Was ist die Aura?

Die Aura ist die Energie oder die Stimmung, die jeden materiellen Körper oder Gegenstand umgibt, so auch den Menschen. Es ist nicht möglich, die Aura direkt mit unseren Sinnesorganen wahrzunehmen, deshalb müssen wir ihre Energie übersetzen, bevor wir sie feststellen können. Diese Übersetzung geschieht mittels der Chakren, welche unter anderem die Verbindung zwischen materieller und spiritueller Welt darstellen. Wichtig: Bei jedem Menschen ist diese Übersetzung verschieden, was wiederum zu einer Vielzahl manchmal widersprüchlicher Beschreibungen der Aura führt. Dies ist verwirrend, und deshalb muss jedermann seine eigenen Beobachtungen vornehmen. Mit den im zweiten Kapitel beschriebenen schamanischen Techniken haben Sie aber ein gutes Mittel hierzu. Wie Sie konkret vorgehen, werde ich etwas später in diesem Kapitel zeigen.

Was ist nun der Zusammenhang zwischen Körper und Aura? Alles, was am Körper sichtbar ist, ja alles, was einen Menschen ausmacht, ist ebenfalls in der Aura erkennbar und umgekehrt. Dies gilt für unsere Größe, unser Aussehen, unser Gewicht, unsere Sorgen, unsere Leidenschaften und selbstverständlich auch für unsere Krankheiten. Es besteht lediglich eine gewisse zeitliche Verzögerung, denn in aller Regel sind die Qualitäten oder Symptome zuerst in der Aura und erst später im Körper vorhanden. Zudem haben wir normalerweise weniger Möglichkeiten, in der Aura Dinge zuzudecken, als im Körper. Das heißt, wir erkennen in der Aura ehrlicher, was wirklich los ist mit uns, als dies im Körper möglich ist. In der Aura erscheinen also unsere Krankheiten frühzeitig und in ihrer wahren Form. Deshalb kann dort auch sehr effizient geheilt werden.

Die Chakren: Unser Einblick in die Aura

Im zweiten Kapitel haben wir gesehen, wie im Dreipolmodell jeder höhere Pol auf einen tieferen projiziert wird. Der Körper ist demnach eine Projektion der Aura. Als Vergleich wäre der Körper eine Karte und die Aura das Gelände. Diese Projektion wird über die Chakren hergestellt. In diesen »Energiewirbeln« werden alle Informationen übermittelt, die es zum Menschsein benötigt. Es besteht eine große Zahl solcher Chakren, aber sieben davon behandeln die grundsätzlichen Themen des Lebens. Diese sind:

- Unsere materielle Existenz ist das Thema des ersten Chakras. Unser Körper und alle seine Funktionen, unser Bedürfnis nach Schutz und Nahrung, Geld und Ähnliches ist hier vorhanden. Das erste Chakra erscheint oft rot und liegt zwischen den Ansätzen der Beine.

- Im zweiten Chakra werden Polaritäten behandelt. Hierzu gehört Gut und Böse, Vorwärts und Rückwärts und insbesondere auch unsere Identität als Mann oder Frau. Unsere Sexualität ist also unter anderem ein Thema dieses Chakras. Über das zweite Chakra nehmen wir oft auch unseren Weg im Leben wahr und spüren Verzweiflung, wenn wir ihn nicht wahrnehmen. Verwechseln Sie dies nicht mit der Entscheidung, tatsächlich den Weg zu gehen, was Thema des vierten Chakras ist. Dieses Chakra, meist orange, befindet sich unterhalb des Bauchnabels.

- Unsere Gefühle sind im dritten Chakra und zeigen unseren Standort im Verhältnis zu allem anderen. Hier wird also die Frage »Wo bin ich?« beantwortet. Diesen Standort erfahren wir anhand unserer Gefühle gegenüber anderen Menschen oder Situationen. Dieses Chakra wird in der Regel gelb wahrgenommen und liegt oberhalb des Bauchnabels.

- Die Liebe ist im vierten Chakra. Das wichtigste Thema sind hier Entscheidungen: Fällen wir alle Entscheidungen mit dem Herzen, dann gehen wir unseren Weg im Leben. Dieses Chakra ist hellgrün, rosarot oder weiß gefärbt und liegt in der Mitte der Brust.

- Mithilfe des fünften Chakras stellen wir uns dar. Hier liegt unsere Kommunikation, die Art, wie wir uns geben, kleiden oder gestikulieren. Hier nehmen wir auch die Darstellung anderer wahr. Dieses Chakra ist hellblau gefärbt und befindet sich zwischen Halsgrube und Kehlkopf.
- Unser Denken und unsere Kreativität liegen im sechsten Chakra. Dieses Chakra prägt unser Weltbild. Das sechste Chakra liegt mitten auf der Stirn und ist dunkelblau gefärbt.
- Unser Kontakt mit der spirituellen Welt oder unsere Verbundenheit mit allem liegt im siebten Chakra. Dieses Chakra liegt auf dem Scheitel und ist violett gefärbt.

Daneben gibt es, wie gesagt, zahlreiche sogenannte Nebenchakren, zum Beispiel an den Füssen, den Knien, den Händen, Ellbogen und an vielen anderen Stellen des Körpers. Hier werden meist Themen behandelt, die mit den Funktionen der Organe zu tun haben, in deren Nähe sie liegen. So beinhaltet zum Beispiel ein Nebenchakra an unseren Fußsohlen unsere Verbundenheit mit der Erde.

Die Aura beschreiben

Um die Aura zu beobachten müssen wir durch die Chakren blicken. Welche Technik sich hierfür am besten eignet, ist von Person zu Person verschieden. Ich führe hier deshalb eine ganze Reihe von Möglichkeit auf, damit Sie selber experimentieren und auswählen können. Beachten Sie, dass jeder Mensch eine bestimmte Aura unterschiedlich wahrnimmt, auch dann, wenn die gleiche Methode verwendet wird. Sie müssen deshalb Ihre Wahrnehmung eichen, das heißt, Sie müssen aufgrund eigener Beobachtungen lernen, gesunde und kranke Auren voneinander zu unterscheiden. Dies ist natürlich viel schwieriger, als ein bestehendes System zu übernehmen – aber dafür haben Sie alles in allem eine bessere Chance, echte Betrachtungen vorzunehmen, was wiederum Ihre eigene Heilung wesentlich erleichtert. Die Investition in ein eigenes System oder in eine eigene Bewertung lohnt sich also. Denn wie oft höre ich Klagen wie: »Ich kann die Aura nicht sehen!« oder »Ich verstehe nicht, was ich sehe!« Der Grund liegt leider allzu oft genau darin, dass diese Menschen zwar problemlos die Aura wahrnehmen könnten (diese Fähigkeit haben fast alle Menschen), es ihnen aber trotzdem nicht gelingt, wenn sie mit einem fremden System arbeiten.

Die Aura wird also nie direkt wahrgenommen, immer muss sie in Farben, Symbolen, Klängen, Worten oder sonst in etwas übersetzt werden, das in der materiellen Welt verständlich ist. Aus diesem Grund kann die Aura auch nicht mit technischen Geräten festgestellt werden. Dies ist aussichtslos, trauen Sie also keinen diesbezüglichen Versprechungen. Die Aura kann demnach auch nicht mit der Kirlian-Fotografie direkt aufgezeichnet werden. Diese bildet vermutlich nicht die Aura, sondern ein physikalisches Energiefeld ab, welches zwar sicherlich von der Aura beeinflusst ist, aber eben nicht die Aura selbst darstellt. Sie kommen wirklich nicht darum herum, Ihr eigenes System zu entwickeln. Dies erfordert Mut, denn oft erachten wir die Aussagen von Experten als heilig und das Eigene, Abweichende als falsch. Aber der Schamane hat hier eine eindeutige Meinung: Trauen Sie Ihrer eigenen Wahrnehmung!

Hier nun drei Methoden, wie Sie die Aura wahrnehmen können:

- die schamanische Reise
- die Aurazeichnung
- das Abtasten mit der Hand

Jede dieser Methoden wäre sicherlich ein eigenes Buch wert. Hier töne ich die einzelnen Methoden lediglich an, danach braucht es ganz viel Übung Ihrerseits. Spricht Sie eine Methode an, dann arbeiten Sie so lange damit, bis Sie kranke und gesunde Auren voneinander unterscheiden können. Lassen Sie sich ruhig Zeit hierfür – Sie müssen nicht sofort alles beherrschen!

Beachten Sie, dass die Aura nichts Statisches ist und sich je nach Stimmung und Gesundheitszustand verändern kann. Seien Sie also nicht überrascht, wenn sich Ihre Zeichnungen von Menschen von Mal zu Mal verändern.

Die Aura mit einer schamanischen Reise wahrnehmen

Die schamanische Reise eignet sich ausgezeichnet, um die Aura wahrzunehmen. Es geht einfach:

Übung: Bitten Sie Ihren Helfer darum, Ihnen Ihre Aura zu zeigen. Betrachten Sie am besten zuerst die ganze Aura, um so eine Übersicht zu gewinnen. Konzentrieren Sie sich erst in einem zweiten Schritt auf einzelne Details.

Als ich meinen Helfer fragte »Wie sieht meine Aura aus?«, zeigte er mich in einer meditativen Haltung auf einer Steinmauer sitzend. Um mich herum sah ich eine Wolke mit den unterschiedlichsten Farben, wobei immer wieder Weiß in die anderen Farben strömte. Die Farben schienen aus meinem Körper herauszuquellen. Der überwiegende Teil dieser Wolke befand sich über meinem Kopf.

Nachher zeigte mir der Helfer meine Aura in den unterschiedlichsten Situationen, etwa wie ich beim Joggen einem Hund begegne, etwas, was ich im realen Leben überhaupt nicht mag. In diesem Zustand war meine Aura hauptsächlich hinter meinem Körper, statt schön rund herum, und als der Hund mir entgegen kam, entstand ein großer, schwarzer Fleck im Bereich meines Bauches.

Später bat ich meinen Helfer, mir die Aura im Bereich meines erkrankten Zehennagels zu zeigen. Von oben betrachtet, sah ich an den Seiten des Nagels die Farbe rot, etwas weiter nach innen dunkelblau und in der Mitte schließlich hellblau. Vorne am Nagel hingen einige schwarze, ein paar Zentimeter lange Fäden. Zwischen diesen Strängen befand sich eine ganz dünne gelbe Schicht, die den Nagel gegen vorne abschloss. Ich fragte dann, wie die Aura eines gesunden Nagels aussieht. (Dies ist nun die Eichung!) Mein Helfer zeigte mir die gleichen Farben, aber ohne die schwarzen Stränge und mit einem wesentlich dickeren gelben Abschluss.

Sie sehen, die Aura ist bei einem Menschen keine Konstante, sondern sie verändert sich je nach Begebenheit. Eine stressvolle Situation führt dazu, dass unsere Wunden in der Aura – hier als schwarze Flecken erkennbar – sofort größer werden.

Die Aura zeichnen

Ihre Wahrnehmung der Aura kann auch auf Ihre Hand übertragen und in eine Zeichnung übersetzt werden, die dann interpretiert wird. Wichtig ist dabei, dass Sie die Hand möglichst ohne dabei zu überlegen zeichnen lassen.

Übung: Nehmen Sie eine Schachtel Farbstifte, ein graues (damit Sie auch die Farbe Weiß sehen) Blatt Papier und zeichnen Sie – mit der Absicht, Ihre Aura darzustellen – intuitiv und ohne zu überlegen darauf los. Denken Sie nicht nach und üben Sie keinerlei Selbstzensur. Es spielt

keine Rolle, was dabei herauskommt. Vielleicht entsteht
ein abstraktes Gekritzel, oder möglicherweise zeichnen Sie
konkrete Gegenstände, beides ist in Ordnung. Lassen Sie
genau das zu, was kommt. Stellen Sie auch hier vorerst
eine Übersicht über den ganzen Körper und später Detail-
ansichten einzelner Körperteile oder Organe her.

Die fertige Zeichnung muss nun interpretiert werden. Die
Farben haben oft einen Zusammenhang mit den oben dargestellten Chakrafarben und weisen somit auf grundsätzliche
Lebensthemen hin. Gegenstände und Symbole werden wie bei
einer schamanischen Reise interpretiert. Zeichnen Sie etwa einen Vogel in einem Käfig, dann zeigt dies wahrscheinlich, dass
etwas Sie in diesem Chakra behindert, Sie selbst zu sein. Oder
haben Sie starke gelbschwarze Pfeile gezeichnet, dann haben
Sie vermutlich sehr heftige Gefühle, die nicht im Verhältnis zur
gegebenen Situation stehen.
Auch bei einer Aurazeichnung müssen Sie eine Eichung mit
gesunden Zuständen vornehmen. Zeichnen Sie viele verschiedene Menschen und vergleichen Sie Ihre Zeichnungen mit den
Lebensthemen und Krankheiten dieser Menschen. So gewinnen Sie an Erfahrung und entwickeln mit der Zeit Ihr eigenes
System.
Bewusst verzichte ich darauf, hier eine Auswahl eigener
Beispiele zu zeigen. Damit möchte ich unterstreichen, wie
unterschiedlich jeder Mensch solche Zeichnungen anfertigt.
Stattdessen erwähne ich eher summarisch einige Zeichnungs-
konzepte, die ich bei verschiedenen Menschen angetroffen
habe: Ein Mann zeichnet jeweils konkrete Gegenstände, Tiere, Pflanzen, Menschen oder Situationen. Wunden stellt er
sehr plastisch als körperliche Verletzungen dar, beispielsweise
als blutigen Arm oder als verletzten Ritter des Mittelalters.
Gesunde Situationen zeichnet er hingegen meist als schöne

Landschaften. Ein anderer Mann zeichnet die Aura als viel-
farbigen Schimmer, wobei dunkle, schmierige Stellen Wunden
aufzeigen und hellere und klarere Farben gesunde Situationen.
Und schließlich malt eine Frau die Aura jeweils als farbige
Schichten um einen Körper herum. Sie nimmt hierzu einen
fotokopierten Umriss eines Menschen als Vorlage. Bei ihr zeigen regelmäßige Schichten und klare Farben eine gesunde
Aura, während Unregelmäßigkeiten, wie etwa dünnere oder
dichtere Schichten oder schwarze und braune Abschnitte, auf
Wunden hinweisen.

Nochmals: Jeder Mensch fertigt solche Zeichnungen auf eine
andere Art an. Geben Sie sich Zeit, denn es ist oft ein langer
Prozess, bis Sie Ihr eigenes System herausgefunden haben.
Sollten Sie jedoch merken, dass Ihnen dieses oder ein anderes
Vorgehen nicht entspricht, dann lassen Sie es und versuchen
Sie etwas anderes.

Die Aura mit der Hand abtasten

Einige Menschen spüren die Aura, wenn sie in einem gewissen
Abstand mit der flachen Hand über den Körper streichen.
Auch hier ist es wichtig, dass Sie dabei nichts überlegen,
sondern einfach zulassen, was kommt.

*Übung: Für diese Übung steht Ihnen am besten ein Part-
ner gegenüber. Gehen Sie von einem Meter Abstand oder
mehr langsam mit der flachen Hand auf Ihren Partner zu.
Versuchen Sie die Stelle zu ertasten, bei der Sie einen
unsichtbaren Widerstand erspüren. Dieser liegt oft in einer
Entfernung von 10–50 cm. Bleiben Sie nun mit Ihrer Hand
etwa im gleichen Abstand und streifen Sie über den ganzen Körper. Beobachten Sie, ob der Abstand immer der*

Ich bat eine Kollegin, meinen rechten Fuß abzutasten. Hier ihr Bericht: »Auf der Fußoberfläche war alles glatt und regelmäßig, aber auf der Fußsohle begann meine Hand heftig hin und her zu wippen, wie wenn der Abstand des Widerstandes sich ständig ändern oder die Energie im Bereich Fußsohle stark pulsieren würde. Bei anderen Menschen beobachte ich hingegen, dass meine Hand hier in der Regel viel ruhigere und eher kreisförmige Bewegungen macht.«

Wenn Sie solche Unregelmäßigkeiten entdecken, aber nicht sicher sind, ob dies »krank« oder »gesund« ist, bitten Sie Ihren Helfer, er solle Ihnen zeigen, wie sich ein geheilter Zustand anfühlt.

Die Aura heilen: Die Grundsätze

Wie heilen wir nun auf der Ebene der Aura? Zuerst schildere ich alle Schritte, die zu einer kranken Aura führen, woraus auch klar wird, wie wir sie wieder heilen. Vergegenwärtigen wir uns deshalb folgende Zusammenhänge, die wir zum Teil zwar schon kennen. Es macht aber nichts, wenn wir sie uns öfters vor Augen führen:

1. Die Aura baut unseren Körper auf. Folglich sind alle körperlichen Symptome ebenfalls in der Aura vorhanden, was jedoch präziser umgekehrt formuliert wird: Jede Wunde oder jedes Ungleichgewicht in der Aura kommt, meist zwar mit etwas Zeitverzögerung, ebenfalls im Körper zum

Vorschein. Heilen wir also die Aura, so wird auch der Körper beeinflusst. Aber dieser Schritt erfolgt verzögert, und zudem ist nicht jedes körperliche Symptom rückgängig zu machen.

2. Die Übertragung der Information von der Aura auf den Körper geschieht über die Chakren. In jedem Chakra sind bestimmte Themen vorhanden, welche sich auf den Körper und auf unser ganzes Leben in der materiellen Welt übertragen. Das heißt, die Chakren bauen nicht nur den Körper auf (hierzu ist das erste Chakra zuständig), sondern bestimmen unter anderem auch unsere Sexualität (zweites Chakra) oder wie wir uns darstellen (fünftes Chakra) und so weiter. Diese Qualitäten haben wir bereits weiter oben kennengelernt. Der Prozess ist durchaus mit einem Film vergleichbar, welcher auf eine Leinwand projiziert wird. Dabei ist die Aura der Film und der Körper das Abbild auf der Leinwand.

3. Der Motor für unsere Bewegung im Leben sind unsere Gefühle. Sie geben uns die nötige Energie, damit wir vorwärts, auf Neues zugehen beziehungsweise Altes verlassen können. Sie zeigen uns zudem, ob wir von unserem Weg abgewichen sind oder nicht. Krankheiten (= Abweichungen auf unserem Weg!) sind deshalb im Pol »Aura« in den Gefühlen zu suchen.

4. Jedes Gefühl, welches nicht zugelassen wurde, bleibt in der Aura stecken, gewissermaßen als eine Bewegung, die auf unserem Weg im Leben noch nicht vollzogen wurde. Diese stecken gebliebenen Gefühle summieren sich über die Zeit und führen anschließend oft zu körperlichen Symptomen. Die Konsequenz: Wir heilen uns, indem wir die nicht gelebten Gefühle zulassen, sie also aus der Aura befreien oder eben den nicht vollzogenen Schritt (= nicht zugelassenes Gefühl) im Leben nachholen (= dieses Gefühl befreien).

Dies gilt sowohl für gegenwärtige Gefühle, wie auch – vergessen Sie nicht, die Aura ist in der ganzen Zeit ausgedehnt! – für vergangene und zukünftige. Letzteres mag zwar etwas abstrus klingen, aber wir werden weiter unten beim Thema »Impfen in der Aura« noch darauf zurückkommen.

Zusammengefasst, heilen wir uns dann auf der Ebene der Aura, wenn wir die nicht gelebten Gefühle suchen, akzeptieren und zulassen. Dies ist selbstverständlich einfacher gesagt, als getan. Wir haben oft große Mühe, an die Gefühle zu gelangen, und sind wir einmal dort, dann interpretieren wir sie anders. So werten wir beispielsweise Angst als ein Zeichen, etwas zu unterlassen, statt als Zeichen, dass wir auf etwas Neues zugehen.

Was sind nun unsere Gefühle genau und was ist damit gemeint, wenn ich sage, wir sollen diese näher kennenlernen?

Die Gefühle

Alle Gefühle basieren auf einem der folgenden fünf Basisgefühle: Wut, Sehnsucht, Angst, Trauer und Freude. Alle anderen Gefühle zeigen entweder verschiedene Stärken eines dieser Gefühle oder sind Mischungen zweier oder mehrerer Basisgefühle. So sind Irritation, Ärger, Zorn, Rage, Tollwut unterschiedliche Stärkegrade von Wut. Neid und Eifersucht sind hingegen eine Mischung aus Sehnsucht und Angst, Enttäuschung ist eine Mischung aus Trauer und Angst oder ein schlechtes Gewissen eine Mischung aus Angst und etwas Trauer.

Wichtig: Im Dreipolmodell zähle ich Verzweiflung, Vertrauen und die Empfindungen des Herzens nicht zu den Gefühlen. Wir spüren diese Empfindungen nicht im Bauch – so wie die eigentlichen Gefühle –, sondern an anderen Orten. Auf diese

Empfindungen werde ich deshalb in späteren Kapiteln zu sprechen kommen.

Anhand der Gefühle erkennen wir unseren Standort in Bezug zu unserer Umgebung und ob wir tatsächlich in Bewegung sind oder nicht. So zeigen Wut und Sehnsucht, dass wir von unserem Weg abgewichen sind. Spüren wir Wut, sind wir zu nahe an etwas, während Sehnsucht zeigt, dass wir zu weit weg sind. Trauer und Angst zeigen an, ob wir uns tatsächlich bewegen oder nicht. Bei Trauer verlassen wir etwas und bei Angst gehen wir auf etwas zu. Es ist also nicht möglich, uns ohne Angst und Trauer auf unserem Weg zu bewegen, denn immer müssen wir auf etwas Neues zugehen und ständig verlassen wir Altes. Spüren wir schließlich Freude, dann sind wir genau richtig. Die Freude ist ein schönes Geschenk, welches wir wie eine Pause auf einer Wanderung genießen können. Freude ist aber nicht von Dauer, denn früher oder später setzen wir unseren Weg fort, und prompt folgt Angst und Trauer.

Haben wir ein Gefühl, etwa Enttäuschung, welches eine Mischung der Basisgefühle darstellt, so sind verschiedene Bewegungsarten beteiligt. Beispielsweise sind wir bei Enttäuschung traurig, weil sich etwas Erhofftes nicht einstellt (wir verlassen die Hoffnung) und haben gleichzeitig Angst vor dem Neuen (wir gehen nun auf etwas Unbekanntes zu).

Hier einige Möglichkeiten, mit unseren Gefühlen näher in Kontakt zu gelangen:

Mit den Gefühlen sprechen

Gefühle können nicht nur gespürt werden, sondern wir können auch direkt mit ihnen sprechen, um sie so näher kennenzulernen.

Übung: Wählen Sie ein Gefühl und unternehmen Sie eine schamanische Reise. Bitten Sie Ihren spirituellen Helfer, dass er Ihnen ein Gespräch mit diesem Gefühl vermittelt. Schließen Sie mit dem Gefühle Bekanntschaft und stellen Sie ihm Fragen.

Hier ein Beispiel, in dem ein Mann mit seiner Angst vor der Vogelgrippe sprach: Sein spiritueller Helfer führte ihn zu einer pulsierenden gelbschwarzen Lichtkugel. Dort fragte er: »Angst, was willst du mir sagen?«
Die Angst antwortete nicht gerade nett: »Hm, du sprichst mit mir. Das ist neu! Ich aber will gar nicht mit dir sprechen!«
Er insistierte: »Doch, bitte!«
Es folgte ein längeres Hin und Her, schließlich fand die Angst: »Ich will, dass du mich anerkennst, mir Wertschätzung gibst.«
»Aber ich kann nicht wirklich ich sein, weil ich so voller Angst bin! Wie soll ich dich da gut finden?«
»Lasse mich voll zu, das gibt dir Energie. Anerkenne meine Bedeutung! Ich mache ja schließlich viel für dich!«
Nun sind Sie an der Reihe. Versuchen Sie doch auch ein Gespräch mit einem Gefühl!

Ein Gefühl zulassen

Heilen heißt Gefühle liebevoll und dankbar zu akzeptieren und zuzulassen. Was bedeutet das nun genau? Viel unternehmen müssten wir im Prinzip nicht, denn unsere Gefühle wären bereits da, nur werden sie von den meisten Menschen unterdrückt. Um Gefühle zuzulassen, müssen wir also nichts Weiteres tun, als diese anzuerkennen und eben nicht mehr zu vermeiden. Wir müssen also immer wieder bewusst »hinhören« oder »nachfühlen«, was wir gerade spüren. Dabei hilft es, die

Gefühle als Aussage zu formulieren: »Ich habe Angst« oder »Ich bin wütend«.

Um die Gefühle freizulassen, dürfen wir uns nicht mit Fernsehen, Computerspielen, Einladungen und dergleichen ablenken oder Substanzen wie Alkohol, Drogen oder Medikamente zu uns nehmen. Natürlich geht es hier nicht darum, prinzipiell keinen Alkohol zu trinken oder nie fernzuschauen, sondern nur dann nicht, wenn wir so unsere Gefühle zu vermeiden suchen.

Nehmen Sie sich deshalb ab und zu nur für Ihre Gefühle Zeit.

Übung: Um ein Gefühl zuzulassen, legen Sie sich hin und tun nichts anderes als fühlen. Wenn dabei Gedanken oder Bilder auftauchen, dann lassen Sie diese vorbeiziehen und lassen die Gefühle wieder in den Vordergrund treten. Beobachten Sie dabei, wie die Gefühle sich verändern und wie Sie durch den Körper wandern. Atmen Sie dabei immer tief und bewusst und stellen Sie sich dabei vor, die Luft würde durch Ihr Herz in den Körper strömen. Letzteres unterstützt die liebevolle Aufnahme der Gefühle ins Herz. (Diese Technik wird im sechsten Kapitel verfeinert.)

Gefühle lassen sich auch sehr gut spüren, wenn wir in Bewegung sind. Schlagen Sie bei Wut auf ein Kissen, im Wald auf einen Stein oder lassen Sie spontane Körperbewegungen zu, wenn Sie Angst haben. Gefühle sind Energien, die freigelassen werden wollen. Beachten Sie aber immer, dass Ihre Gefühle nur Sie selbst etwas angehen und nicht andere Menschen. Es ist nicht die Meinung, dass Sie die Gefühle an anderen auslassen, sogar dann nicht, wenn diese nach Ihrer Meinung die Ursache des Gefühls sind. Der Auslöser des Gefühls muss gar nie erfahren, was Sie über ihn empfinden! Wichtig ist, dass Sie das Gefühl spüren, sonst nichts.

Übrigens, es sind nicht nur die sogenannten negativen Gefühle, die wir zulassen müssen, sondern auch die positiven, also alle Varianten der Freude. Auch Freude, die nicht zugelassen wurde, führt zu einer Verwundung.

Der gleiche Mann von oben ließ seine Angst vor der Vogelgrippe zu und berichtete folgendes: »Ich spürte die Angst vorerst als dumpfen Druck im Bauch. Dessen Intensität veränderte sich, mal war der Druck stärker, mal schwächer. Zwischendurch war die Angst nicht mehr ein Druck, sondern eher ein Stechen. Bei jedem Stechen beschleunigte sich meine Atmung. Allmählich nahm die Angst meinen ganzen Bauch in Anspruch. So verharrte ich sicher 20 Minuten, bis die Angst plötzlich von Trauer abgelöst wurde und ich aus unerklärlichen Gründen weinen musste. Auch das ließ ich zu, und nach etwa zehn Minuten war die Trauer vorbei. Danach spürte ich eine riesige Erleichterung.«

Gefühle zulassen braucht eine gehörige Portion Mut. Sind wir gerade von heftigen negativen Gefühlen erfüllt, können wir uns schwerlich vorstellen, dass dies heilend sein soll. Es ist deshalb unbedingt wichtig, diese Phase durchzustehen, obwohl sich unsere Vernunft heftig dagegen wehrt, weil sie dadurch an Macht verliert.

Zudem findet unsere Gesellschaft das ständige Glück als Idealzustand. Der Schamane misst sich aber nicht an der Gesellschaft. Für ihn hat das Menschsein mit einer Vielfalt von Gefühlen zu tun. Es hilft ungemein, wenn wir diese Tatsache anerkennen.

Eine Komplikation: Nicht jedes Gefühl heilt

Man müsste nun meinen, dass Menschen, die dauernd ihre Gefühle kundtun, auch sehr gesund sind. Dies kann zwar sein, ist es aber oft nicht, denn viele Menschen verwenden ihre Gefühle dazu, andere zu manipulieren oder um sich selber zu schützen. Sie äußern etwa Sehnsucht oder Angst, damit andere etwas für sie tun, oder sie bekunden Wut, damit andere ihnen nicht zu nahe kommen. Solche Gefühle sind nicht heilend! Wie erkennen Sie den Unterschied? Wenn Sie die Gefühle alleine leben ohne jegliche Erwartung, dass jemand sein Verhalten ändert, dann sind die Chancen groß, dass es sich um heilende Gefühle handelt.

Verborgene Gefühle aufdecken

Nun sind bei Weitem nicht alle unsere Gefühle überhaupt an der Oberfläche. Viele sind seit Jahren und Jahrzehnten verborgen. Die Aura heilen wir nur dann, wenn wir auch an diese Gefühle herankommen, sie akzeptieren und zulassen. Hier deshalb eine Reihe von Methoden, um die versteckten Gefühle aufzudecken. Konkret werden wir sehen, wie

- wir vom Symptom zum Gefühl gelangen,
- wir alte Gefühle rekapitulieren,
- wir im Chakra die verborgenen Gefühle entdecken,
- wir durch die Aurazeichnung an die Gefühle geraten,
- Einsamkeit zu Gefühlen führt,
- weitere Möglichkeiten wie Fasten, Schwitzen zu Gefühlen führen.

Vom Symptom zum Gefühl

Unser körperliches Symptom oder Leiden ist auch ein guter Einstieg, um zu unseren Gefühlen zu gelangen. Hier eine mögliche Methode:

Auf diese Art suchte ich bei meinem Nagelpilz nach verborgenen Gefühlen. Hier mein Bericht: »Als erstes sehnte ich mich nach der Wüste, nach den klaren Nächten, den unendlich vielen Sternen, nach den Steinen und der überwältigenden Verbundenheit, die ich jeweils dort empfinde. Dann sah ich mich mit einer Frau zusammen auf einem Stein meditierend. Unvermittelt hatte ich große Angst, von einem Drachen angegriffen zu werden. Ich verließ daraufhin den Stein und raste unkoordiniert durch die Gegend, währenddessen ich mich wieder nach Ruhe sehnte. Dann verschwanden alle Bilder, und ich spürte nur noch Trauer, eine unglaubliche, tiefe Urtrauer.«

Eine schamanische Reise muss nicht plausibel klingen, damit sie heilt. Oft wird sich sogar unsere Vernunft dagegen wehren, indem sie uns beispielsweise sagt: »Drachen gibt es gar nicht!« oder »Ich sehe keinen Zusammenhang zwischen einer Wüste oder einem Drachen und dem Nagelpilz!« Entsteht aber ein Gefühl und lassen wir dieses zu, heilen wir uns, ob die Geschichte vordergründig Sinn macht oder nicht, spielt keine Rolle. In Tat und Wahrheit macht die schamanische Reise auf jeden Fall eine Aussage, aber vielleicht dauert es eine Weile, bis wir sie verstehen.

Als weiteres Beispiel erzählte ein Mann von seiner Suche nach den verborgenen Gefühlen, die zu seinem Magengeschwür gehörten: »Ich saß als kleiner Knabe in einem Raum und wollte mit meiner Eisenbahn spielen. Ständig trafen jedoch Blitze von allen Seiten auf mich ein. Ich wandte mich vom Spielen ab und wollte lieb sein und jemandem einen mir unklaren Wunsch erfüllen. Vielleicht würden dann die Blitze so aufhören? Aber sie blieben! Ich spürte, wie eine riesige Trauer aufkam. Ich wollte doch einfach spielen, ich wollte einfach ich sein! Ich ließ die Trauer zu und musste lange weinen.«

Alte Gefühle rekapitulieren

Aktuelle Gefühle basieren oft auf alten, nicht zugelassenen Gefühlen. Dies kann sehr verwirrend sein, denn wir haben den Eindruck, die aktuellen Gefühle hätten mit der aktuellen Situation zu tun, obwohl in Wirklichkeit die Gefühle von früher stammen. Dies ist zum Beispiel dann der Fall, wenn ein neuer Schritt im Leben viel größere Angst auslöst, als den realen Gefahren entsprechen würde. Mit der schamanischen Technik des Rekapitulierens ist es möglich, die alten Gefühle aufzuspüren und nachträglich zuzulassen. So können die alten und die neuen Gefühle entflechtet werden.

Übung: Wählen Sie für diese Übung des Rekapitulierens ein aktuelles Gefühl und bitten Sie Ihren spirituellen Helfer, er solle Sie zu den darunter liegenden alten Gefühlen führen. Lassen Sie diese nun liebevoll zu.

Der Mann von oben suchte seine alten Gefühle hinter der Vogelgrippe. Er erzählte: »Mein Helfer führte mich in ein Labyrinth dunkler Gänge. Voller Verzweiflung merkte ich, wie die meisten der Gänge von bewaffneten Männern abgeblockt waren. Wer weiß, vielleicht würde ja genau einer der gesperrten Wege aus dem Labyrinth und in die Freiheit führen? Es durfte nicht sein, dass so viele Wege nicht mehr zugänglich waren! Voller Panik konnte ich kaum mehr atmen. In diesen dunklen Gängen ging mir wahrlich die Luft aus. Ich hatte nur noch einen Gedanken: Ich muss sofort einen Ausgang finden, sonst ersticke ich! Aber wo war er? Und immer noch waren die meisten Gänge gesperrt. Doch, plötzlich, sah ich den Ausgang vor mir. Eine riesige Freude breitete sich in mir aus.«

Später erzählte dieser Mann, seine Geburt sei äußerst problematisch gewesen und er sei dabei fast gestorben. Seine heutige Angst vor der Vogelgrippe ist offenbar in einem ungeheilten Geburtstrauma begründet. Stellen wir solches fest, ist es wichtig, dass wir keine Vorwürfe an andere beteiligte Personen richten, wie etwa an unsere Eltern. Vorwürfe tragen nicht zur Heilung bei. Unsere Umgebung ist nie »schuld« an etwas, wir sind nicht »Opfer«, sondern Menschen, die auf einem Weg sind, Hindernissen begegnen und so unsere Wunden heilen.

Vom Chakra zum Gefühl

Nicht zugelassene Gefühle befinden sich nicht nur im dritten Chakra (wo sie im gesunden Zustand normalerweise sind), sondern auch in den anderen Chakren. Dies geschieht, wenn wir betreffend den jeweiligen Themen dieser Chakren nicht mehr auf unserem Weg sind. Haben wir beispielsweise ein fremdes Weltbild übernommen (sechstes Chakra) und benützen dieses statt unser Herz für unsere Entscheidungen, dann kann es sein, dass sich die nicht gelebten Gefühle vom dritten Chakra im sechsten ablagern. Für eine Heilung müssen sie dort gesucht und zugelassen werden.

Übung: Reisen Sie mit Ihrem spirituellen Helfer in jedes Chakra und bitten Sie ihn, Sie zu den verborgenen Gefühlen zu führen. Dies funktioniert natürlich nicht nur für die oben beschriebenen Hauptchakren, sondern auch für alle

Nebenchakren. Wenn Sie etwa Probleme mit Ihren Fersen haben, dann lohnt sich eine Reise zu den Nebenchakren im Bereich der Füße.

Hier ein Ausschnitt aus der Reise eines Mannes in sein drittes Hauptchakra: »Ich wurde in einen großen gelben Luftwirbel geführt, in welchem verschiedene Kinderspielzeuge an mir vorbeiflogen. Dann sah ich mich als Kind in einem Laufgitter. Mein Vater stand daneben und nahm mich in die Arme. Ich wurde unendlich traurig und musste heftig weinen.« Als weiteres Beispiel dient die schamanische Reise einer Frau in die Nebenchakren ihrer Fußsohlen. »Ich befand mich in einer Schneelandschaft, es blies ein kalter Wind, und meine Mutter befahl, ich müsse mit ihr dort bleiben, obwohl die Kälte kaum auszuhalten war. Ich wusste aber, dass dies nicht ging. Ich musste irgendwohin, wo ich die Erde direkt spüren konnte. Irgendwohin, wo kein Schnee lag. Mit Widerwillen verließ ich meine Mutter und sah, wie ich weinend durch eine Wüste wanderte. Ich war traurig, weil ich meine Mutter verlassen musste, um meinen eigenen Weg zu gehen.«

Die Bilder solcher Reisen können Sie interpretieren, beachten Sie aber bitte: Die Interpretation alleine heilt noch nicht! Immer muss das Gefühl akzeptiert und gespürt werden. Hingegen heilen die Gefühle auch dann, wenn Sie die Reise nicht verstehen. Heilung ist im Gefühl, nicht im Kopf!

Über die Zeichnung zum Gefühl

Wenn Sie in Ihrer Aurazeichnung schwarze Flecken, Unregelmäßigkeiten oder Gegenstände sehen, die Sie betroffen machen, dann sind dies gute Portale, um zu verborgenen Gefühlen vorzudringen.

112

Übung: Nehmen Sie Ihre Aurazeichnung zur Hand und Schauen Sie entweder die Zeichnung einfach an und lassen alle aufkommenden Gefühle zu, oder bitten Sie um die Unterstützung Ihres spirituellen Helfers. Beachten Sie auch hier, dass die Gefühle überall im Körper verborgen sein können.

Ein Mann reiste mit der Unterstützung seines spirituellen Helfers in einen schwarzen Fleck, welchen er in seiner Aurazeichnung im Bereich seines Halses entdeckt hatte. »Ich war ein Kletterer und hing hoch in den Bergen in einer Wand aus Eis. Immer wieder rutschte ich aus und kam einfach nicht hoch. Zudem sah ich, wie der Haken, an dem das Seil im Eis befestigt war, sich nächstens lösen würde. Ich wusste: Bald stürze ich ab! Ich hatte eine unglaubliche, panische Angst.«
Das Zulassen dieser Angst heilt nun, auch wenn der Mann nicht genau versteht, was die Bilder bedeuten.

In der Einsamkeit zu den Gefühlen

Alleine sein, ohne Ablenkung in Form von Freunden, Fernsehen, Büchern, Telefon ist ein idealer Weg, um verborgene Gefühle zum Vorschein zu bringen. Ob dies bei Ihnen zu Hause (hier müssen klare und eindeutige Grenzen den Mitbewohnern gegenüber gesetzt werden) oder im Freien geschieht, spielt keine Rolle. Wichtig ist lediglich, dass Sie alles zulassen, was kommt.

Übung: Nehmen Sie sich vermehrt Zeit, vollständig und bewusst alleine zu sein. Auch schon wenige Minuten sind ein guter Anfang. Falls Sie zu wenig Zeit haben, dann analysieren Sie Ihre Zeitausgaben. Auf was könnten Sie verzichten, damit Sie mehr Zeit für sich alleine hätten?

Der einsamste Ort, an dem ich je war, waren die Kennedy Ranges in Western Australia. Dort, wo ich war, hatte es im Umkreis von sicher 50 km keine Seele. Im australischen Sommer klettern in dieser Gegend die Temperaturen jeweils weit über 40 °C, weshalb ich beim Wandern mehr als einen Liter Wasser pro halbe Stunde trinken musste. Ich befand mich unter einer langen Felswand, wo es einige ausgetrocknete Wasserlöcher gab, umringt von Kängurus und eingeschleppten Ziegen. Die Hälfte dieser Tiere war tot und die andere zu schwach, um sich noch zu bewegen. Käme nicht bald ein Sommergewitter, würden auch diese verdursten. Der Ort mit den verendenden Tieren löste bei mir eine unglaubliche Trauer aus, und zugleich hatte ich eine riesige Angst, denn ich wusste: ein Fehltritt oder ein Orientierungsfehler meinerseits, und auch ich würde verdursten. Ich war vollkommen im Augenblick, unternahm jeden Schritt mit hundertprozentiger Konzentration, ständig von tiefer Angst und großer Trauer begleitet.

Einsamkeit muss nicht so extrem sein, um zu wirken. Bereits ein Wochenende alleine zu Hause mit abgeschaltetem Telefon, ohne Fernsehen, ohne Besuche oder sonstige Ablenkung kann tiefe Gefühle auslösen. Oft ist es jedoch einfacher, die Einsamkeit in der Natur oder zumindest an einem anderen Ort als zu Hause wirken zu lassen, denn hier ist das Risiko der Ablenkung kleiner. Sie müssen aber selber merken, was für ein Mensch Sie sind. Vergessen Sie nie, es geht nicht darum, wie Sie zu Ihren Gefühlen gelangen, sondern dass Sie sie erleben. Dies zählt und sonst nichts!

Fasten, Schwitzen und Ähnliches

Körperliche Stress-Situationen wie Fasten oder Schwitzhütten sind ebenfalls gute Methoden, um versteckte Gefühle aus uns herauszulocken. Es ist unbedeutend, ob Sie dabei bestimmten Anleitungen folgen oder nicht, das heißt, Ihre Schwitzhütte muss nicht nach den Regeln eines bestimmten Indianerstammes gebaut werden oder Ihre Fastenkur muss nicht den allgemeinen Gepflogenheiten entsprechen. Folgen Sie immer Ihrer eigenen Intuition. Und – dies ist ganz wichtig – seien Sie sich dabei immer bewusst, dass Sie für Ihr eigenes Handeln die Verantwortung übernehmen.

Ein Mann berichtete folgendes von seiner Fastenkur: »Am zweiten Abend irrte ich in meiner Wohnung umher und wollte immer wieder in die Küche. Ich musste mich richtig zwingen, nichts zu essen. Ich war von einer riesigen Sehnsucht nach Essen erfüllt, nach Befriedigung auf irgendeine Art. Ich beschloss, mich hinzusetzen und diese Sehnsucht einfach zuzulassen. Sie dauerte etwa eine Viertelstunde, und dann kam eine große Ruhe über mich.«

Lassen wir ein Gefühl zu, lässt dieses oft nach, und wir gelangen zu einem inneren Frieden. Dies ist ein schönes Zeichen der Heilung. Es spielt dabei keine Rolle, ob wir wissen, was wir genau geheilt haben. Hauptsache, es ist etwas geschehen.

Zu viele Gefühle: In den Sumpf geraten

Wir haben es schon bei den Schmerzen gesehen: Manchmal wird alles zuviel. Auch Gefühle können uns derart überrumpeln, dass wir darin stecken bleiben. Wir gelangen dann in einen Sumpf, den wir mit eigenen Kräften nicht mehr verlassen können. In diesem Fall müssen wir fremde Hilfe annehmen oder Methoden der Nothilfe anwenden.

Wann sind wir im Sumpf? Diese Frage zu beantworten ist schwierig, denn jeder Mensch ist anders. Es ist deshalb hauptsächlich eine Frage der eigenen Erfahrung. Dennoch ein kleiner Tipp: Wir sind oft dann in einem Sumpf, wenn längere Zeit – mehr als eine Woche (dies ist jedoch lediglich eine Größenordnung!) – nur ein einziges Gefühl vorkommt. Dies betrifft jedes Gefühl, also nicht nur die negativen, sondern auch fortwährende Freude ist ein Zeichen des Sumpfes. Auf einem gesunden Pfad wechseln sich die Gefühle hingegen ständig ab. Da wir uns in unmittelbarer Nähe zum Sumpf am stärksten heilen, lohnt es sich, die Grenze zum Sumpf kennenzulernen. Fragen Sie deshalb Ihren spirituellen Helfer, wie sich diese Grenze bei Ihnen anfühlt. Kennen Sie die Grenze, dann achten Sie darauf, dass Sie bei Heilungsübungen in deren Nähe kommen, sie aber nicht überschreiten. Sollte dies dennoch geschehen, dann wenden Sie eine der weiter unten aufgeführten Möglichkeiten zur Nothilfe an.

Sekundäre Aurakrankheiten

Bis jetzt habe ich bei der Beschreibung von kranken Auren meist von nicht gelebten Gefühlen gesprochen, welche wegen Abweichungen von unserem Weg in der Aura haften geblieben sind. In der Praxis ist die Situation jedoch oft komplizierter, denn durch bereits bestehende Wunden in der Aura entstehen oft sekundäre Probleme. Dies ist durchaus vergleichbar mit dem Körper, wenn etwa eine Verletzung eine bakterielle Infektion nach sich zieht. Die gleichen Mechanismen, die wir beim Körper beobachten, gibt es also auch in der Aura. Basierend auf den Wunden, entstehen in der Aura Infektionen, Stoffwechselkrankheiten, Unfälle und ähnliches. Diese sekundären Erkrankungen lenken uns oft von der eigentlichen Wunde ab, wollen wir uns aber nachhaltig heilen, so müssen wir immer auf die Urwunde zurückfinden. Hier ein Beispiel: Werden wir zu etwas gezwungen, das uns nicht entspricht, dann entsteht eine Wunde. Diese kann danach von Auraviren (was das ist, kommt etwas weiter unten) befallen werden. Diese Auraviren stehen oft im Vordergrund und lenken deshalb von der ursprünglichen Wunde ab und erschweren so die Heilung. Gelingt es uns aber, die ursprüngliche Wunde zu heilen, dann verschwinden auch die Auraviren, weil diesen die Nahrungsgrundlage entzogen wurde. Entfernen wir hingegen nur die Auraviren, dann bleibt die Wunde bestehen, und diese kann von neuen sekundären Krankheitserregern befallen werden. Nachfolgend beschreibe ich einige dieser sekundären Probleme der Aura.

- **Aura-Unfälle:** Ein Unfall liegt vor, wenn ein plötzlich von außen auf die Aura einwirkendes Ereignis einen Schaden oder eine Wunde an der Aura verursacht. So etwa, wenn jemand in einer kritischen Situation mit dem Schrecken davonkommt, zum Beispiel fast von einem Auto überfahren wird, fast einen geliebten Menschen verliert oder ähnliches. Solche Situationen hinterlassen in der Aura Spuren, auch wenn körperlich nichts geschehen ist. Dass es überhaupt zum Auraunfall kam, ist jedoch in einer darunterliegenden Wunde begründet. Oder, anders gesagt, ohne Wunde hätten wir beim gleichen Ereignis den Schrecken nicht gehabt.

- **Auraparasiten:** Oft siedeln sich an unseren Wunden Parasiten an. Diese Parasiten sind entweder Wesen aus der spirituellen Welt, welche sich an unseren Wunden nähren (analog etwa zu einer Fliege, die Eier in körperliche Verletzungen legt, und sich dort Maden entwickeln), oder andere Menschen, welche uns über die spirituelle Welt aussaugen. Letzteres sind zum Beispiel Menschen, die unsere Schwachpunkte genau kennen und uns mit diesen immer wieder manipulieren.

- **Auraviren:** Auraviren dringen, wie Parasiten, in unsere Wunden ein. Im Gegensatz zu den Parasiten verwenden sie jedoch unsere Aura, um sich zu vermehren. Viele solcherart befallene Menschen sind mit der Zeit nur noch eine Hülle und sehen zwar äußerlich wie Menschen aus, sind jedoch innerlich vollständig ausgehöhlt.

- **Abnützung:** Die Aura nützt sich meist dann ab, wenn wir über längere Zeit etwas darzustellen versuchen, was wir nicht wirklich sind. Will jemand den erfolgreichen Geschäftsmann zur Schau tragen, ohne es von Herzen zu sein, so wird die Fassade mit der Zeit zu bröckeln beginnen. Von außen mag zwar alles noch stimmen, aber man merkt ihm an, dass etwas nicht mehr passt.

- **Gestörter Energieaustausch:** Wunden in der Aura können schließlich dazu führen, dass der Energieaustausch innerhalb der Aura unterbrochen oder gestört ist.

- **Das Aurakoma:** Nach einem dramatischen Erlebnis kann es vorkommen, dass sich die Chakren schließen, weil die Gefühle sonst zu heftig und nicht auszuhalten wären. Dies gibt den Beteiligten oft den Eindruck, sie hätten eine Art Erleuchtung erlebt, weil sie sich vollständig unabhängig von äußeren Einflüssen fühlen. Sobald die Chakren sich aber wieder öffnen, wird der Schmerz deutlich spürbar – und das Hochgefühl verschwindet. In der Psychiatrie nennt man solche Zustände manisch-depressiv.

Nothilfe

Nothilfe ist dann angebracht – wir haben es oben gesehen –, wenn wir aus eigenen Kräften nicht mehr aus unserem Gefühlschaos kommen, wenn wir also in eine Art Sumpf geraten sind. Zur Erinnerung, das wichtigste Merkmal des Sumpfes ist, wenn wir über längere Zeit das gleiche Gefühl haben.

Zur Nothilfe in der Aura zähle ich alle medikamentösen Eingriffe mit Psychopharmaka oder dem Einfluss aller anderen Substanzen, die unser Empfinden verändern. Ebenfalls sind etwa Behandlungen mit Licht, »Energiearbeit«, Geistheilen oder andere Veränderungen an der Aura gute Möglichkeiten hierzu.

Für die Eigenbehandlung stehen dem Schamanen folgende Arten der Nothilfe im Vordergrund:

- **Die schamanische Reise:** Die schamanische Reise steht an erster Stelle, weil so Ihr spiritueller Helfer mitbeurteilen wird, ob die Nothilfe überhaupt notwendig ist. Bitten Sie Ihren Helfer, er solle das Gefühl lindern oder einen Vorschlag machen, wie Sie sich selber Nothilfe erteilen können. Folgen Sie seinen Vorschlägen auch dann, wenn diese auf den ersten Blick nichts mit Ihrer Krise zu tun haben.

- **Der Lichtstrahl:** Bei sehr starken Gefühlen ist es oft hilfreich, die eigene Aura mit weißem Licht aus der spirituellen Welt zu bescheinen. Stellen Sie sich hierzu vor, Sie würden unter einer Lichtdusche stehen, oder lassen Sie mit Ihrer Vorstellungskraft einen Scheinwerfer mit weißem Licht auf die Körperstelle scheinen, an der Sie das Gefühl am meisten bemerken.

- **Ablenkung:** Wenn Sie sich mit Musik, Lektüre, Kino oder Freunden ablenken, bekommen Sie etwas Abstand von Ihren Gefühlen und können sich so wieder sammeln.

Zu beachten ist – und dies muss mit Nachdruck betont werden –, dass dies alles Methoden der Symptombekämpfungen sind. Es wird dabei nichts geheilt. Diese Methoden geben Ihnen lediglich etwas Luft, um so aus der Krise zu geraten, aber diese zusätzliche Energie muss sofort in die eigentliche Heilung investiert werden. Dies gilt nicht nur für die Eigenbehandlung, sondern selbstverständlich auch für die Fremdbehandlung.

Eine Besonderheit: Impfen –
die Gefühle im Voraus leben

Wenn eine schwierige Situation bevorsteht, ist es manchmal sinnvoll, die Gefühle im Voraus zu leben. Die Idee dahinter ist nicht anders als Impfen auf der Ebene des Körpers. Sollten Sie beispielsweise ahnen, dass Sie bald in eine schwierige Situation geraten, dann suchen Sie mithilfe einer schamanischen Reise nach den Gefühlen, welche die Situation wahrscheinlich auslösen wird. Diese lassen Sie wiederum voll und ganz im Voraus zu. Sie gehen also den inneren Weg, bevor der erwartete Auslöser erscheint. Dies ist vor allem dann sinnvoll, wenn Sie sich in der zukünftigen Situation voll auf anderes konzentrieren müssen. Da nicht voraussagbar ist, was genau geschehen wird, erhöht man den Effekt, wenn man verschiedene Varianten durchgeht und bei allen die Gefühle zulässt. Eine solche Impfung kann (muss aber nicht!) vor körperlichen Symptomen bewahren.

Zu beachten gilt bei der Auraimpfung, dass, auch wenn wir alle Gefühle gewissenhaft im Voraus gelebt haben, die Situation natürlich trotzdem weitere Gefühle auslösen wird. Es ist grundsätzlich nicht möglich, ohne Gefühle irgendetwas zu tun. Die hier beschriebene Impfung hilft lediglich, Überforderung zu vermeiden.

Einmal standen mir einige längere Geschäftsreisen in Nachtzügen zu Workshops mit vielen Teilnehmern bevor. Es war Herbst, eine Zeit, in der ich in anderen Jahren häufig krank wurde. Da ich bei den Workshops eine wichtige Funktion als Moderator hatte, wollte ich bei Kräften bleiben. Ich versuchte deshalb alle Gefühle, welche die bevorstehenden Reisen und Workshops auslösen würden, im Voraus zu erspüren. Ich fand Angst, Anschlüsse zu verpassen, oder nicht genügend Energie zu haben oder Sehnsucht nach Ruhe und

Zeit für mich alleine. Ich ließ alle Gefühle zu, und in diesem Fall blieb die Krankheit aus.

Fassen wir zusammen

Um was ging es in diesem Kapitel? Um Gefühle! Gefühle sind wichtig, sie müssen unbedingt zugelassen werden, denn ohne Gefühle können wir uns auf unserem Weg nicht bewegen. Unterdrücken wir die Gefühle, so entstehen Wunden in der Aura. Diese können nur geheilt werden, indem die Gefühle im Nachhinein zugelassen werden. Oft entstehen genau deshalb Krisen in der Gegenwart, damit wir auf unsere Wunden stoßen und so Gelegenheit haben, diese zu heilen. In allem muss aber Acht gegeben werden, dass wir nicht in einen Sumpf der Gefühle geraten, aus dem wir alleine nicht mehr herauskommen. Geschieht es trotzdem, sind wir auf fremde Hilfe angewiesen. Die erhaltene Energie muss aber später unbedingt dazu verwendet werden, die Gefühle doch noch zuzulassen. All dies mag schwierig klingen, aber vergessen Sie nicht, Sie haben immer die Unterstützung Ihres spirituellen Helfers, der Sie gerne berät.

Nun geht es aber weiter. Im Dreipolmodell besteht ein weiterer Pol, nämlich die Seele. Ihr ist das nächste Kapitel gewidmet. Sie erinnern sich, um den Körper zu heilen, mussten wir den Schmerz zulassen, bei der Aura waren es die Gefühle und bei der Seele wird es die Verzweiflung sein. Aber schauen wir uns das genauer an.

5. KAPITEL

Die Seele

In diesem Kapitel entdecken Sie

- was die Seele ist,

- die Absicht der Seele,

- Möglichkeiten, die Seele kennenzulernen,

- wie Sie Ihre Seele heilen,

- wie Sexualität den Zugang zur Seele ermöglicht,

- weitere Methoden der Nothilfe,

- und mehr über vergangene Leben.

DIE SEELE IST SCHWER FASSBAR. Manchmal glauben wir zu wissen, was sie ist, und dann entschwindet uns dieses Verständnis wieder. Wieso nicht die Seele selber fragen? Während einer schamanischen Reise suchte ich das Gespräch mit meiner Seele und wollte wissen:

»Wer bist du?«

Sie antwortete: »Ich bin alles.«

Verwirrt fragte ich nach: »Aber habe ich denn keine eigene Seele?«

»Nein, jede Seele ist Teil einer Gesamtseele. Die Seelen sind nicht wirklich separat. Ein Teil oder ein Strahl der Gesamtseele belebt oder bescheint dich.«

»Was ist die Qualität dieses Teils? Die Essenz?«

»Liebe werden!«

»Etwas präziser, bitte? Was genau macht mich, Jakob Oertli, aus? Oder, was ist der Teil der Seele, die in mir ist?«

»Liebe, du musst Liebe werden!«

»Das müssen doch alle Menschen!«

»Schon, aber die konkreten Aufgaben sind verschieden. Deine Aufgabe ist, den Weg zur Liebe sehr direkt zu erleben und anderen mitzuteilen. Die Seelen anderer Menschen haben andere Detailaufgaben, die aber natürlich auch immer mit Liebe zu tun haben.«

»Aber will nicht die Gesamtseele auch Liebe werden?«

»Ja, natürlich, und so trägt auch jeder Mensch hierzu bei. Der Beitrag jedes Menschen ist jedoch verschieden.«

»Und was sind Beispiele von Aufgaben anderer Menschen?«

»Mutter sein, Vater sein, großzügig sein, knauserig sein, stark sein, schwach sein, liebenswürdig sein, bösartig sein, fördernd sein, hindernd sein und vieles, vieles mehr.«

Hilft das weiter? Was ist nun die Seele genau für einen Schamanen? Um Verwirrung zu vermeiden, muss ich vorwegnehmen, dass gewisse Autoren alles, was nicht zur materiellen Welt gehört, also die gesamte spirituelle Welt, zur Seele zählen. In diesem Buch unterscheide ich hingegen Aura und Seele. Die Aura haben wir im letzten Kapitel kennengelernt. Nun ist die Seele an der Reihe.

Was ist die Seele?

Die Seele ist das »Belebende«. Sie verleiht unserem Körper und unserer Aura Leben. »Unsere« Seele ist ein Teil einer Gesamtseele, die alle Körper und alle Auren anregt oder – anders ausgedrückt – mit ihnen in Resonanz tritt. Vergleichen wir dies zum besseren Verständnis mit der Sonne und wie sie die Erde bescheint. In dieser Analogie stellt die Sonne die Gesamtseele dar, welche alles auf Erden bescheint, also jeden Menschen, jedes Tier, jede Pflanze, jeden Stein, jeden Gegenstand. Dank der Sonne wird alles sichtbar, genauso wie die Gesamtseele alles belebt. Es ist immer die gleiche Sonne, auch wenn verschiedene Strahlen die einzelnen Gegenstände treffen. Genauso wird jeder Mensch, jedes Tier und jeder Gegenstand von anderen Teilen der Gesamtseele belebt, obwohl es immer die gleiche Gesamtseele ist. So wird auch jeder Mensch von einem anderen Seelenstrahl belebt, doch stammt alles von der gleichen Gesamtseele. Wir werden demnach alle von der gleichen Einheit belebt. Spreche ich also von »meiner« Seele, so ist damit der »Seelenstrahl« gemeint, der mich belebt.

Schon oft haben wir das Bild des Flusses als Vergleich zur Hilfe gezogen. In diesem Gleichnis wäre das Gelände unser materieller Körper, das fließende Wasser die Aura und die Erdanziehungskraft die Seele. Ohne Erdanziehungskraft fließt der Fluss nicht. Das Wasser und das Flussbett mögen zwar vorhanden sein, aber es geschieht nichts; es ist kein »Leben« vorhanden. Genauso leben Körper und Aura nicht, wenn keine Seele vorhanden ist.

Was will die Seele?

Aus schamanischer Sicht hat die Seele, das Belebende also, die Absicht, sich in Richtung Liebe zu bewegen. Die Seele will Liebe werden. Dies bedeutet – und dies ist das entscheidende Element der schamanischen Philosophie –, dass die Seele noch nicht Liebe ist. Damit sie es jedoch werden kann, ist Bewegung notwendig – ein Weg, der begangen werden muss. Diesem Weg folgen auch Aura und Körper, da sie Projektionen der Seele sind. Weil die Seele wandert, wandern auch wir. Weil die Seele Liebe wird, werden wir es auch. Der Schamane beugt sich dieser Absicht und geht deshalb den Weg des Herzens.
Aber wieso will die Seele wandern? Wieso will sie Liebe werden? Außer, dass dieser Drang eine innere Kraft ist, die zum Wesen der Seele gehört, kann ich nichts dazu sagen. Vermutlich liegt es auch nicht am Menschen, mehr darüber zu verstehen, sondern er kann dies lediglich beobachten und akzeptieren.
Ob der Drang zur Liebe nun eine willentliche Angelegenheit der Seele ist, ob es eine »Absicht« oder lediglich eine »Qualität« ist, können wir ebenfalls kaum beurteilen. Vermutlich ist diese Kraft der Seele am ehesten mit einem Sein zu umschreiben. Und dieses Sein strebt zur Liebe. Und wir alle damit!
Soweit wäre alles in Ordnung und im Prinzip eine einfache Angelegenheit. Wir müssen lediglich der Kraft unserer Seele

folgen und kommen dann automatisch zur Liebe ... Nur wehren wir uns ständig dagegen! Wir verbringen sehr viel Zeit damit, die Seele nicht zuzulassen. Jeder Entscheid, sei er noch so klein, der nicht mit dem Herzen, sondern nach anderen Kriterien (Sicherheit, Geld, Gemütlichkeit, Komfort, Befriedigung usw.) gefällt wird, ist ein Entscheid gegen die Seele. Dieser Kampf gegen die Seele – wir wissen es bereits – führt zu Krankheit. Heilen heißt also, die Kraft der Seele wieder zulassen.

Nun – und hier mag der eine oder andere protestieren, aber für unsere Heilung ist die nachfolgende Betrachtungsweise sehr nützlich – belebt ein Seelenstrahl nicht nur uns als Ganzes, sondern auch alle Teile von uns. Anders ausgedrückt hat somit alles, was eine separate Identität aufweist, eine eigene Seele. Immer werden also das Ganze und alle seine Bestandteile beseelt. Da man nun einen Menschen (und das gleiche gilt selbstverständlich für alles andere auch) auf beliebige Arten unterteilen kann, werden auch alle denkbaren Bestandteile separat beseelt. Somit wird nicht nur ein ganzer Mensch beseelt, sondern auch unsere Hand, jeder Finger, jeder Fingernagel, die Haut, jede Zelle, jeder Zellkern und jedes Molekül. Nicht nur das, sondern unsere Krankheiten und Symptome, jedes Gebrechen, jeder Virus, jedes Bakterium, jeder Pilz, jeder Unfall ist ebenfalls beseelt. Diese Betrachtungsweise zerstört unser behagliches Bild vom Menschen als einer besonderen Einheit mit einer klar definierten »eigenen« Seele. Dafür ist, wenn auch unsere Krankheit oder unser Symptom beseelt sind, eine sehr gezielte Heilung möglich. Dies wird klarer, wenn wir die Seele besser kennenlernen.

Die Seele kennenlernen

Da die Seele eine Stufe weiter von unseren körperlichen Sinnesorganen entfernt ist als die Aura, ist es auch etwas schwieriger, sie wahrzunehmen. Deshalb sind die Qualitäten und die Abweichungen oder Probleme auch weniger differenziert beschreibbar als bei der Aura. Trotzdem gibt es gute Methoden, um die Seele kennenzulernen. Nachfolgend stelle ich vier davon vor:

- Die schamanische Reise.
- Das Gespräch mit der Seele.
- Die Seele zulassen.
- Die Wellenzeichnung.

Mit einer schamanische Reise die Seele erkunden

Die schamanische Reise ist eine sehr gute Methode, um Ihre Seele kennenzulernen.

Übung: Bitten Sie Ihren Helfer darum, Ihrer Seele begegnen zu dürfen. Nehmen Sie nicht nur mit der Seele Ihres gesamten Körpers Kontakt auf, sondern – auf späteren schamanischen Reisen – auch mit den Seelen einzelner Körperteile, Organe, Symptome oder Krankheiten.

So erzählte eine Frau, wie Sie auf einer schamanischen Reise Ihre Seele kennenlernte: »Kaum hatte ich meinen spirituellen Helfer darum gebeten, erlebte ich sogleich eine Explosion von Licht, eine ungeheuere Energie, etwas, das nicht zu bändigen war. Dieses Etwas wollte mit voller Kraft, ohne Hemmungen und ohne Einschränkungen leben. Es wollte keine Rücksicht auf Angst, andere Menschen oder irgendwelche Hindernisse nehmen. Es wollte sich mit voller Lust dem Leben hingeben. Es gab kein Pardon. Ich spürte eine riesige Begeisterung über das Leben, über mich, über die ganze Existenz im Universum. Es war reine Ekstase!«

Ein Mann beschrieb die Begegnung mit seiner Seele folgendermaßen: »Ich sah ein Auto, auf einer langen, einsamen Straße fahrend. Es war eine lange Straße, die unaufhörlich weiter und weiter ging. Das Auto fuhr ruhig und stetig weiter und weiter und weiter ... «

Ein anderer Mann berichtete von seiner Begegnung mit der Seele seiner Augen: »Ich kam in eine wunderbare Landschaft, vor mir ein See, dahinter eine Bergkette. Es war eine Szene von absoluter Schönheit, und ich merkte, wie ich mich vollständig mit ihr verbunden fühlte. Begeisterung, Lebenslust und Zufriedenheit breiteten sich in mir aus.«

Der erste bewusste Kontakt mit unserer Seele ist oft ekstatisch. Spüren wir unsere Seele, dann wird uns oft sofort klar, dass es wirklich darum geht, diese zuzulassen und unseren eigenen Weg zu gehen. Wir verlieren alle Zweifel, es ist keine theoretische Diskussion mehr, und wir wissen in unserem tiefsten Wesen, dass es so ist. Doch kaum haben wir den Kontakt abgebrochen und befinden uns wieder im Alltag, dann müssen wir uns mit harter Arbeit heilen. Dieser erste Kontakt ist aber ein Zeichen von dem, was kommt, wenn unsere Seele Liebe wird.

Gespräch mit der Seele

Mit der Unterstützung Ihres spirituellen Helfers können Sie zudem direkt mit Ihrer Seele ein Gespräch führen und Fragen über Anliegen in Ihrem Leben stellen.

Übung: Nehmen Sie mit einer schamanischen Reise Kontakt mit Ihrem spirituellen Helfer auf. Bitten Sie ihn, ein Gespräch mit Ihrer Seele zu vermitteln. Folgen Sie seinen Anweisungen. Die Umstände des Gespräches sind von

Fall zu Fall verschieden. Auch hier können Sie nicht nur mit Ihrer ganzen Seele sprechen, sondern auch mit den Seelen von Krankheiten oder betroffenen Körperteilen.

Eine ältere Frau fragte Ihre Seele: »Wie geht es mit mir weiter?«

»Lebe, lebe voll und ganz!«

»Aber ich mag nicht mehr so recht. Es ist irgendwie zu spät. Ich kann doch nichts mehr anfangen!«

»Suche mich, hier in deinem Innersten. Ich will gelebt werden. Es macht doch nichts, dass der Körper alt und zerbrechlich geworden ist. Vergiss die Vorstellungen, vergiss die Hemmungen. Lass mich zu!«

»Lohnt sich das noch?«

»Immer und in jeder Sekunde deines Lebens! Sogar wenn du mich nur eine Sekunde lang zulässt, dann wäre diese Sekunde wertvoll!«

Selbstverständlich ist auch ein Gespräch mit der Seele über eine Krankheit oder direkt ein Gespräch mit der Seele einer Krankheit möglich. Nachfolgend spreche ich zuerst mit meiner Seele über meinen Nagelpilz, dann nehme ich mit der Seele des Nagelpilzes als Krankheit Kontakt auf, um dann schließlich mit der Seele des Pilzes zu sprechen.

Ich fragte: »Seele, was sagst du zu meinem Nagelpilz?«

»Ich komme nicht dorthin. Der Nagel schwingt nicht mit. Lass deinen ganzen Körper mit mir schwingen! Jetzt bremst etwas. Du hast Angst, dass du untergehst. Wegen dieser Angst lässt du dich nicht vollständig von der Seele in Schwingung versetzen. Du musst die Seele zulassen und dabei Angst haben! Lass doch los und lebe!«

»Wo muss ich diesbezüglich am meisten darauf achten?«

»Bei den kleinen Alltagssorgen. Lasse sie los und nehme die Dinge gelassener (…)!«

130

Dann fragte ich die Krankheit: »Nagelpilz, was hast du mir zu sagen?«

»Tanze mit dem Leben, nehme es leichter! Das Leben ist ein Spiel. Mache dir keine Sorgen (…).«

Schließlich fragte ich die Seele des Pilzes: »Darf ich mit dir sprechen?«

»Ja, natürlich.«

»Weißt du, eigentlich möchte ich keinen Pilz in meinem Nagel.«

»Was spielt es für eine Rolle? Wir gehören ja alle so oder so zur gleichen Seele. So kannst du mich auch ruhig dort lassen. Was soll's?«

»Das verstehe ich zwar, aber du störst mich, ich möchte lieber, dass du den Nagel nicht mehr befällst.«

»Ja, okay, aber auch ich muss von etwas leben. Er hilft dir ja auch auf deinem Weg zur Liebe. Du kannst mich ruhig akzeptieren und wertschätzen, wie jedes andere Lebewesen auch (…).«

Obwohl die Blickwinkel vorerst vollkommen verschieden wirken, laufen sie doch alle auf das Gleiche hinaus. Es geht in meinem Falle darum, die Dinge gelassener zu nehmen, und hierzu gehört auch, den Pilz zu akzeptieren. Vom Körper aus betrachtet, mag dies wenig Sinn machen, von der übergeordneten Sicht der Seele jedoch schon. Ich müsste wirklich den Pilz wertschätzen, denn – wie in den vergangen Kapiteln dargestellt – ich habe schon sehr viel von ihm gelernt.

Die Seele zulassen

Einen großen Teil der Zeit unterdrücken wir unsere Seele, indem wir nach den Vorstellungen des Körpers und vor allem unserer Aura leben. Wir können uns jedoch für eine beschränkte Zeit vornehmen, die Seele vollends zuzulassen.

Eine Frau erzählte hierzu: »Auf einem Spaziergang im Wald
beschloss ich, meine Seele zuzulassen. Sofort hatte ich den
Impuls zu tanzen, mich hemmungslos zu bewegen. Es waren
wilde, merkwürdige, aber sehr befreiende Bewegungen. Dazu
sang ich, aber es war ein unbekanntes Lied in einer fremden
Sprache.«

Auch hier können wir die Seele von Krankheiten oder befalle-
nen Organen zulassen. Die gleiche Frau ließ die Seele der Weit-
sichtigkeit Ihrer Augen zu und berichtete folgendes: »Ich
musste sofort losrennen. Beide Arme hatte ich nach vorne
gestreckt, als müsse ich etwas einfangen. Ich wusste aber nicht
was und konnte es auch nicht sehen, aber ich rannte dennoch
weiter und weiter bis zur Erschöpfung.«

Als Nächstes ließ sie die Seele ihrer gesunden Augen zu und
schilderte: »Nun spazierte ich wieder ruhig und fühlte mich in
einer Lichtkugel aufgehoben, vollständig geschützt und hun-
dertprozentig mit allem verbunden. Ich war da und ließ das
Wunder der Welt wirken. Es war ein unglaublich tiefgehendes
Erlebnis.«

Wellenzeichnung

Da die Seele schwingt, lässt sie sich gut als Welle darstellen. Diese Welle lässt sich erfassen, wenn wir intuitiv darauf los zeichnen.

Übung: Nehmen Sie einen Stift und ein Blatt Papier und lassen Sie, mit der Absicht, Ihre Seele als Welle darzustellen, Ihre Hand über das Papier gleiten. Versuchen Sie während des Zeichnens möglichst nicht zu denken. Hilfreich ist dabei, wenn Sie die Zeichnung möglichst rasch anfertigen und sofort aufhören, sobald Sie merken, dass sich Ihr Kopf einschaltet. Zeichnen Sie nicht nur Ihre Seele, sondern auch diejenige von Krankheiten oder betroffenen Körperteilen.

Oft zeigen regelmäßige, schöne Wellen gesunde Situationen, während unregelmäßige oder überlagerte Wellen kranke Situationen veranschaulichen. Manchmal deuten aber auch Spiralen oder andere regelmäßige geometrische Figuren auf gesunde Zustände hin, während Unregelmäßigkeiten, Klötze oder schmierige Stellen auf Krankheiten hinweisen.

Da es sich auch hier um eine Übersetzung von der spirituellen in die materielle Welt handelt, müssen Sie Ihre Zeichnungen – genau wie die Aurazeichnungen – eichen. Zeichnen Sie deshalb zahlreiche Wellen verschiedenster Menschen und Krankheiten, damit Sie gesunde und kranke Situationen zu unterscheiden lernen. Es braucht viel Übung und Ausdauer, bis Sie ein System beisammen haben, welches Sie verwenden können. Denken Sie daran, dass Sie auch Körperteile, Krankheiten oder Ihre Vergangenheit, etwa Ihre Geburt, Ihre Kinder- oder Jugendzeit oder auch Ihre Wohnung, Ihren Wohnort, Tiere, Pflanzen und überhaupt alles zeichnen können, denn alles hat eine Seele.

Wie wird die Seele krank?

Zwei Effekte können im Pol »Seele« zu Erkrankungen oder Wunden führen:

1. Die Seele erkrankt dann, wenn sie ihrem Drang nach Liebe nicht folgen kann. Jeder Mensch, der nicht seinem Herzen nachgeht, behindert die Seele auf dem Weg zur Liebe. Da alle Teilseelen zur Gesamtseele gehören, ist der Effekt unpersönlich, das heißt jeder Mensch, der nicht seinen eigenen Weg geht, beeinflusst die Gesamtseele, und diese beeinflusst wiederum alle Menschen. In anderen Worten: Jeder Mensch, der nicht dem Weg des Herzens folgt, macht es schwieriger für andere Menschen, hingegen hilft jeder Mensch seinen Mitmenschen und allen beseelten Wesen, einen eigenen Weg zu gehen.

2. Die Seele erkrankt auch dann, wenn der Körper oder einzelne Organe nicht mehr richtig mit der Seele schwingen und so ungenügend belebt werden. Der Körper, die Aura und die Seele sind nicht mehr in Resonanz miteinander.

Diese beiden Effekte lassen sich mit einem Radio vergleichen. Beim ersten funktioniert der Sender nicht mehr richtig, beim zweiten haben wir Mühe, uns auf einen bestimmten Sender einzustellen. Beide Effekte hängen selbstverständlich miteinander zusammen. Der Sender funktioniert nicht mehr richtig, weil wir uns nicht auf ihn einstellen können, und umgekehrt.

Wie bei der Aura oder beim Körper treten zudem sekundäre Seelenerkrankungen auf. Auch in diesem Pol gibt es Seelenviren, Seelenparasiten, Seelenunfälle und dergleichen, die uns in der Regel dann belasten, wenn die Seele bereits verwundet ist.

Wie stellen wir Wunden in der Seele fest?

Die Wunden der Seele erkennen wir mit der Empfindung »Verzweiflung«. Sind wir verzweifelt, dann ist also entweder der Körper oder die Aura nicht mehr im Einklang mit unserer Seele. Oder, anders ausgedrückt, Verzweiflung zeigt an, dass wir nicht mehr vollständig und im Sinne unserer Seele belebt werden.

Oft unterdrücken wir jedoch unsere Verzweiflung, zum Beispiel durch Aktivität oder Unterhaltung, sodass wir die Erkrankung der Seele oder Abweichung von unserem Weg gar nicht erkennen. Da alle Menschen immer wieder von ihren Wegen abweichen, spüren alle mitunter Verzweiflung. Sollten Sie nie verzweifeln, dann liegt der Verdacht nahe, dass Sie die Verzweiflung unterdrücken. In diesem Fall empfehle ich, mithilfe einer schamanischen Reise oder einem Gespräch mit Ihrer Seele nach Wunden zu suchen.

An dieser Stelle muss ich nochmals bemerken, dass ich Verzweiflung nicht zu den Gefühlen zähle. Die Gefühle (Angst, Wut, Trauer, Sehnsucht und Freude) sind Symptome der Aura, welche wir im letzten Kapitel detailliert besprochen haben; Verzweiflung und das Gegenstück – Vertrauen – sind hingegen Merkmale der Seele.

Heilung der Seele

Wir heilen die Seele, indem wir unsere Verzweiflung liebevoll und dankbar akzeptieren und zulassen, selbstverständlich immer verbunden mit konsequenten Herzentscheiden. Nicht mehr, nicht weniger. So simpel dies klingt, so schwierig ist es dann, dies in der Praxis umzusetzen. Immer wieder sind wir versucht, uns mit allerlei Beschäftigungen abzulenken, denn verzweifelt sein ist ungemütlich.

Bei Erkrankungen der Seele ist es nicht anders als bei anderen Polen. Auch hier haben wir in unserer Vergangenheit unsere Verzweiflung oft nicht zugelassen, sodass diese noch verborgen in uns liegt. Heilung beinhaltet also nicht nur das Zulassen und Akzeptieren der gegenwärtigen Verzweiflung, sondern auch das Aufspüren alter Verzweiflung, welche im Nachhinein gespürt und liebevoll zugelassen werden muss.

Hier zeige ich zuerst, wie wir die gegenwärtige Verzweiflung zulassen, und danach, wie wir alte vergangene Verzweiflung aufstöbern.

Verzweiflung zulassen

Da Verzweiflung fast immer von Gefühlen begleitet wird, ist es oft schwierig, direkt an die Verzweiflung zu gelangen. Wir müssen gewissermaßen an den Gefühlen vorbeigehen, um die Verzweiflung zu spüren. Während wir die Gefühle in der Magengegend wahrnehmen, macht sich die Verzweiflung im ganzen Körper bemerkbar. Es entsteht oft ein großer Druck, als wolle der Körper demnächst bersten. Manchmal bekommen wir Tränen, die aber nicht von Trauer stammen, oder Schweißausbrüche, einen trockenen Mund und vieles mehr. Wie ist es bei Ihnen? Üben Sie, Verzweiflung zuzulassen!

Übung: Erinnern Sie sich an eine Begebenheit, in der Sie verzweifelten. Versuchen Sie die damaligen Empfindungen möglichst intensiv nachzuempfinden. Legen Sie dabei alles beiseite, was ein Gefühl ist (Angst, Trauer, Wut, Sehnsucht, Freude), um so an die reine Verzweiflung zu gelangen. Sind Sie so weit, dann lassen Sie einfach zu, was geschieht. Weitere Vorkehrungen sind nicht nötig. Zu Beginn empfiehlt es sich jedoch, für diese Übung ein Zeitlimit zu setzen, beispielsweise eine Viertelstunde, wonach Sie sich dann wieder anderem widmen. Dies gibt Mut, die Verzweiflung vollständig zuzulassen.

Hier der Bericht eines Mannes – ein leidenschaftlicher Jogger –, der seine Verzweiflung zuließ, als seine Knie wieder einmal schmerzten: »Ich war eben vom Joggen zurückgekehrt. Der erste Teil meiner normalen Strecke ging gut, aber dann begannen beide Knie zu schmerzen. Der Schmerz wurde so stark, dass ich Mühe hatte, bis nach Hause zu kommen. Ich hatte den Eindruck, meine Knie könnten mich nicht mehr tragen. Gleich nach dem Duschen nahm ich mir Zeit, meinen Empfindungen nachzugehen. Ich spürte Angst und Wut, schob aber diese Gefühle beiseite, um an die Verzweiflung zu gelangen. Diese machte sich als unglaublicher Druck bemerkbar, ein Druck, der sich in jede Pore, in jedes Glied meines Körpers ausdehnte. Ich hatte den Eindruck, ich würde bersten. Mir kamen Tränen, mein Atem stockte und der ganze Körper spannte sich an. Nach einigen Minuten klang alles wieder ab, und erstaunlicherweise fühlte ich mich innerlich ruhig.«
Mitten in der Verzweiflung ist es oft wenig plausibel, dass eine solch starke Empfindung heilen soll. Bleiben Sie aber dabei! Im Falle dieses Mannes kam nachher eine unglaubliche Ruhe auf. Versuchen Sie es auch!

Verborgene Verzweiflung finden

Neben der aktuellen Verzweiflung, müssen wir immer auch alte, verborgene Verzweiflung suchen, akzeptieren und zulassen. In den nächsten Abschnitten zeige ich,
• wie Sie vom körperlichen Symptom aus an die verborgene Verzweiflung gelangen,

- wie Sie in den Chakren nach Verzweiflung suchen,
- wie die Wellenzeichnung auf versteckte Verzweiflung hin-
deutet,
- und wie Sie sich generell nach Verzweiflung absuchen.

Die verborgene Verzweiflung
im körperlichen Symptom

Unser Körper spiegelt den Zustand unserer Seele wider. Ein
körperliches Symptom ist deshalb eine gute Eintrittspforte,
um verborgene Verzweiflung aufzudecken.

*Übung: Nehmen Sie ein körperliches Symptom – zu
Übungszwecken vielleicht gerade dasjenige, welches Sie
im ersten Kapitel gewählt haben – und bitten Sie Ihren spirituellen Helfer, Sie zur verborgenen Verzweiflung zu führen. Gehen Sie mit ihm bewusst hinter den Schmerz und
hinter die Gefühle und schauen Sie, was Sie dort entdecken. Falls Sie dort auf Verzweiflung stoßen, lassen Sie
diese liebevoll zu.*

Bei der Suche nach der versteckten Verzweiflung in meinem
Nagelpilz sah ich, wie mir befohlen wurde, ich müsse meinen
Fuß an eine bestimmte Stelle setzen. Kaum hatte ich den Fuß
dort, schlug mir jemand mit einem Hammer auf den Zehennagel. Voller Schmerzen zog ich den Fuß weg. Einige unsichtbare Personen sprachen mir dann gut zu und forderten mich
auf, den Fuß doch wieder dorthin zu setzen. Ich tat es, aber
wieder bekam ich einen Schlag mit dem Hammer und wieder
zog ich schmerzerfüllt den Fuß zurück. Jetzt wollte ich nicht
mehr, aber es wurde mir mit harten Tönen befohlen, den Fuß
abermals an die gleiche Stelle zu setzen. Ich gehorchte, und

wieder schlug mich der Hammer. So ging das weiter und weiter. Mit jedem Schlag wuchs meine Verzweiflung, aber immer legte ich den Fuß erneut an die gleiche Stelle. Mein Helfer stand mir bei und sagte: »Fahr weiter, lasse die Verzweiflung zu, bis du es nicht mehr aushältst!« So ging dies eine Weile weiter und ich spürte, wie ich mit jedem Hammerschlag kleiner wurde. Plötzlich hatte ich aber genug, stand unerwartet wieder in voller Größe da und sagte laut: »Ich gehe jetzt!« Ich verbeugte mich und ging.

In dieser schamanischen Reise bestand mein spiritueller Helfer darauf, dass ich möglichst starke Verzweiflung spüre, denn dies ist die eigentliche Heilung. Deshalb ließ er es nicht zu, dass ich den Hammerschlägen auswich. Erst nach vielen Schlägen konnte ich die plagende Umgebung verlassen, was aber eine dezidierte Haltung meinerseits erforderte. Ich muss nun in meinem Leben ähnlich vorgehen: Verzweiflung aushalten und dezidiert nein sagen, wenn ich etwas nicht will.

Es ist ein Zeichen der Heilung, wenn wir gegenüber denjenigen, die uns Wunden zugefügt haben, keine Wut mehr spüren. In der obigen Vision wurde dies durch die Verbeugung dargestellt. Vergebung stellt sich automatisch am Ende der Heilung ein, sie ist deshalb keine Frage des Willens, sondern ist immer das Resultat eines Prozesses.

Hier noch ein Beispiel einer Frau mittleren Alters, welche die verborgene Verzweiflung in ihrer chronischen Verstopfung suchte. Die Verstopfung war so schlimm, dass ein Stuhlgang ohne Abführmittel unmöglich war. Sie berichtet: »Ich sah mich gleich als junge Frau, so um die 17 Jahre alt. Ich war noch mitten in meiner Lehre und spürte meine Sehnsucht von damals, in die weite Welt auszubrechen. Ich machte damals meine Lehre am Schalter bei der Post, und immer sah ich Briefe, die aus aller Welt kamen oder gesendet wurden. Wie gerne wäre ich auch gereist! Dies war aber Sehnsucht und nicht Verzweiflung, also ließ ich dieses Gefühl beiseite und drang tiefer. Jetzt sah ich, wie unzählige schwarze Seile mich an Ort und Stelle hielten. Ich als junge Frau wollte weg, weit weg, aber gleichzeitig ließen die Seile keine Bewegung zu. Immer wieder unternahm ich einen Schritt und immer wieder wurde ich zurückgezogen. Ich schaute hin und wollte herausfinden, wer mich festhielt, und sah dort meine gesamte Verwandtschaft. Nein! So konnte ich unmöglich gehen. Meine Verzweiflung wuchs und wuchs ...«

Die Frau war in der Tat nie weit gereist, sondern hatte – wie es die Eltern und Verwandten erwarteten – geheiratet und wohnte seither in der gleichen Wohnung. Einige Monate, nachdem diese Frau jedoch Ihre Verzweiflung so gespürt hatte, ergab sich unerwartet die Möglichkeit für eine längere Reise. Sie sagte zu, und seither ist sie nie mehr verstopft.

Die versteckte Verzweiflung in den Chakren

Nicht nur der Körper, auch die Chakren eignen sich, um zu versteckter Verzweiflung zu gelangen. Damit eine Heilung stattfindet, muss diese dann liebevoll zugelassen werden.

Übung: Lassen Sie sich von Ihrem spirituellen Helfer in Ihre Chakren führen und suchen Sie dort nach verborgener Verzweiflung. Sie können entweder systematisch vorgehen und ein Chakra nach dem anderen untersuchen, oder Sie fragen Ihren Helfer, welches Chakra gerade am wichtigsten ist.

Hier der Bericht eines Mannes, der in seinem zweiten Chakra nach verborgener Verzweiflung forschte: »Mein Helfer, eine Katze, führte mich zu einem speienden Vulkan. Die heiße Lava war bedrohlich nahe. In der Mitte des Vulkans sah ich eine

Frau, welche scheinbar unberührt von der heißen Lava mir zurief: ›Komm zu mir! Komm zu mir!‹ Es war die Frau meiner Träume, und ich fühlte mich von ihr unglaublich angezogen. Wie konnte ich widerstehen? Meine Seele, mein Herz, alles wollte zu ihr. Ich ging einige Schritte näher, doch dann landete ein heißer Brocken Lava gleich neben mir. Nein, es war unmöglich, so konnte ich nicht zu ihr! Aber ich musste! Nochmals ging ich einige Schritte weiter, ständig den Lavasteinen ausweichend. Aber weit kam ich nicht, denn nun hagelte es wahrlich von heißen Steinen. Doch rief die Frau wieder: ›Komm zu mir!‹ Ich verzweifelte: Es durfte doch nicht sein, dass genau die Frau, zu der ich diese Anziehung spürte, ausgerechnet in einem Vulkan sitzen musste! Ging ich zu ihr, dann würde ich sterben! Ging ich nicht zu ihr, dann würde ich die Frau verpassen! Eine riesige Verzweiflung breitete sich in mir aus. Dies dauerte eine Weile, bis ich unvermittelt meine Katze spürte, die gegen mein Bein strich und mich auf etwas aufmerksam machen wollte. Ich schaute zu ihr und bemerkte, wie die Frau vom Vulkan nun von hinten auf mich zukam, die Katze aufhob und sie liebkoste. Nun war ich doch mit der Frau zusammen!«

Oft löst sich ein Problem von alleine, wenn wir die Verzweiflung zulassen. Dieser Mann war schon jahrelang auf der Suche nach einer Frau. In dieser Vision zeigte sich, dass die Frau von alleine auftauchen würde, wenn er vorher seine Wunden heilte.

Mit der Wellenzeichnung zur verborgenen Verzweiflung

Weiter oben haben wir gesehen, wie sich die Seele als Welle zeichnen lässt. Die Verzweiflung steckt dort, wo Unregelmäßigkeiten in der Welle sichtbar sind.

Übung: Wählen Sie eine erkrankte Stelle auf Ihrer Wellen-zeichnung, sei dies nun die Welle, die den ganzen Körper beschreibt, oder die einer einzelnen Stelle. Bitten Sie Ihren spirituellen Helfer, Sie zur Verzweiflung zu führen, welche mit dieser erkrankten Stelle zusammenhängt.

Eine Frau hatte für eine Grippe eine Welle gezeichnet, welche sich an Ort und Stelle auf und ab bewegte. An dieser Stelle wollte sie nach Verzweiflung suchen. Sie erzählte: »Ich bat meine spirituelle Helferin, eine ältere Frau, mich in die Verzweiflung dieser Zeichnung zu führen. Sie nahm mich zuerst liebenswürdig an der Hand, und voller Erwartung folgte ich ihr, aber plötzlich begann sie mich um sich herumzuschwingen, als sei ich ein Kind. Dies tat sie mit einer Leichtigkeit, die ich dieser alten Frau nicht zugetraut hätte. Zuerst war ich überrascht, aber dann merkte ich, dass ja gar nichts geschah, ich flog einfach im Kreise, weiter und weiter. Ich rief ihr zu: ›Was soll das?‹ Sie gab keine Antwort, sondern es ging einfach weiter und weiter. Langsam wurde ich doch ungeduldig, denn ich fand, dies alles würde zu nichts führen und dies könne wohl nicht der Inhalt meiner schamanischen Reise sein. Ich wollte wieder weg, um etwas anderes zu erleben, doch ging es weiter und weiter. Sie ließ nicht locker und schwang mich immer noch herum. Unaufhörlich. Langsam wurde es mir wirklich zu bunt, und ich spürte, wie meine Verzweiflung stetig wuchs, bis ich nur noch aus Verzweiflung bestand. Sonst nichts. Wie lange das dauerte, war mir unklar, aber mit der Zeit ließ mich meine Helferin wieder hinunter, umarmte mich und gab mir einen Kuss. Als ich sie etwas entgeistert ansah, zwinkerte sie mit einem Auge, und mir wurde klar, dass ich sie ja genau darum gebeten hatte, mich in die Verzweiflung zu führen!«

Gewähren Sie alles, was der spirituelle Helfer mit Ihnen macht, auch wenn Sie es im Moment nicht verstehen. Dadurch, dass die Frau die Verzweiflung zuließ, konnte sich die kranke Schwingung auflösen. Die Grippe der Frau heilte in der Folge sehr schnell.

Die generelle Suche nach verborgener Verzweiflung

Sie müssen nicht notwendigerweise ein körperliches Symptom, ein Chakra oder eine Darstellung der Seele verwenden, um zur verborgenen Verzweiflung zu gelangen. Es ist auch möglich, mit ihrem spirituellen Helfer den Körper systematisch abzusuchen oder ihn darum zu bitten, Sie direkt zu derjenigen Verzweiflung zu führen, welche gerade heilend ist für Sie.

Übung: Bei der generellen Suche nach verborgener Verzweiflung scannen Sie mit einer schamanischen Reise Ihren Körper und suchen nach Orten mit verborgener Verzweiflung. Diese Übung können Sie normalerweise nicht in einem Male erledigen. Ich empfehle, das Scannen nur so lange fortzusetzen, bis Sie zu einer Stelle mit Verzweiflung gelangen, worauf Sie abbrechen und sich auf genau diese Verzweiflung konzentrieren. Mit dem Scannen können Sie dann ein andermal weiterfahren. Als Alternative können Sie mit Ihrem Helfer direkt zu einer im Moment wichtigen Verzweiflung reisen.

Ein Mann begann mit einer schamanischen Reise seine Suche am Kopf und stieß bereits bei der Kopfhaut auf verborgene Verzweiflung. Er berichtete: »Ich befand mich auf einer riesigen, unstrukturierten Ebene, kein Hügel, keine Pflanze, nichts gab mir irgendwelchen Halt. Es war so, als würde ich mich auf einem unendlich großen Brett befinden. Ich hatte keine Ahnung, wohin ich mich bewegen sollte. Jede Richtung, die ich einschlug, führte an einen Ort, der genau gleich aussah wie derjenige, den ich gerade verlassen hatte. Wo sollte ich hin? Ich hatte keine Ahnung und verzweifelte langsam, aber sicher. Die Verzweiflung hielt eine Weile an, bis ich mich dann hinsetzte und mich sehr lange Zeit nicht mehr von der Stelle bewegte. So konnte ich beobachten, wie um mich herum langsam eine wunderschöne Landschaft entstand.«

Bei der Suche nach verborgener Verzweiflung werden Sie sehr oft in Situationen kommen, in denen es nicht weitergeht. Solche Bilder sind durchaus plausibel, denn die Seele ist das Belebende, dasjenige, was uns auf unserem ureigenen Weg weiterzieht. Es geht meist erst dann weiter, wenn wir die Verzweiflung gewähren lassen. Auch in diesem Beispiel veränderte sich die Situation von alleine, sobald die Verzweiflung zugelassen wurde. In unserem Leben ist es nicht anders: Ist die Situation geheilt, dann muss sie nicht mehr sein.

Vertrauen

Wie stellen wir fest, ob wir im Pol »Seele« auf unserem Weg sind? Dies ist dann der Fall, wenn wir Vertrauen spüren, dann also, wenn wir voller Zuversicht unseren Weg im Leben gehen und unser Leben fließen lassen, ganz ähnlich zu einem Fluss, welcher die Erdanziehungskraft zulässt und einfach dort durchgeht, wo das Flussbett ihn eben durchführt. Sind Sie unsicher, wie sich Vertrauen anfühlt, dann bitten Sie Ihren spirituellen Helfer, Ihnen diese Empfindung vorzuführen.

Vertrauen ist aber keine Frage des Willens. Sie können sich nicht dazu entscheiden, voller Vertrauen Ihren Weg zu gehen, sondern Vertrauen ist das Resultat der Heilung. Vertrauen entsteht, wenn Sie geheilt sind, nicht umgekehrt. Ich lege sehr viel Wert auf diesen Unterschied, denn immer wieder beobachte ich Menschen, welche künstlich Vertrauen, Optimismus, guten Mut und so weiter vortäuschen. Von außen mag es zwar so aussehen, als ob diese Menschen geheilt sind und frisch-fröhlich ihren Weg gehen, aber in Tat und Wahrheit machen sie sich etwas vor. Sie stellen etwas dar, was nicht ist. Ein solches Verhalten ist sogar gefährlich, denn es verhindert, dass wir an unsere wirklichen Wunden gelangen und diese heilen können. Stehen Sie deshalb zu Ihrer Verzweiflung, denn so gelangen Sie zu echtem Vertrauen.

Vertrauen heißt im Übrigen nicht, dass Sie frei von den Gefühlen Angst und Trauer sind. Sie erinnern sich sicherlich ans letzte Kapitel; diese Gefühle sind für unsere Bewegung unbedingt nötig. Ein gesunder Mensch, der seinem Herzen nachgeht, lässt in vollem Vertrauen seine Angst und seine Trauer zu.

Sexualität als Zugang zur Seele

Wenn wir uns demütig der sexuellen Energie hingeben, in eine Ekstase geraten und uns dabei nicht mehr als verwundetes Individuum, sondern als etwas ganz Neues spüren, dann sind wir unserer Seele sehr nahe. Sexuelle Energie ist deshalb eine Möglichkeit der Seele, uns zur Liebe zu lotsen. In der sexuellen Ekstase sind wir als eigenständige Menschen unwichtig und geben uns Größerem und Höherem hin, genau das, was die Seele auch will.

Sicher, oft ist unser normaler Sex gar nicht so, und es geht eher darum, die eigenen Triebe zu befriedigen, jemanden zu erobern oder ihn gar zu besitzen. Ich meine hier jedoch etwas anderes: Ein demütiges Zulassen, ohne Ziel und ohne, dass unbedingt ein Orgasmus erreicht werden muss. Dann ist es Sexualität der Seele.

Hier ein Erlebnis eines Paares, welches eine solche sexuelle Verbindung erlebte. Die Frau erzählte: »Wir lagen einfach nackt zusammen, uns umarmend, es geschah nichts, aber ich fühlte, wie eine immer tiefere Innigkeit entstand. Es war, als würden wir mit der gleichen Welle schwingen. Es war eine gewisse sexuelle Erregung da, aber keine, die so groß war, dass ich ihr unbedingt hätte folgen müssen. Ich brauchte keine Erlösung, wir waren einfach da, bis ich nicht mehr zwischen meinem Partner und mir unterscheiden konnte. Zusammen waren wir nun etwas Neues. Wir lagen sicher zwei Stunden so beieinander.«

Diese Art der Verbindung funktioniert nicht nur zwischen Menschen. Unsere Seele kann sich ebenfalls mit allen anderen Seelen verbinden, also auch mit der Seele einer Pflanze, eines Tieres oder eines Berges – denn wir stammen alle von der gleichen Gesamtseele. Hierzu ein eigenes Beispiel, bei dem ich mich in der Wüste von Arizona mit einem Berg verband: »Es war Abend und ich saß am Eingang einer Schlucht, oberhalb der sich der Berg erhob. Auf den ersten Blick wirkte er schwarz und bedrohlich, jedoch fühlte ich eine starke Kraft, die mich mit ihm vereinigte. Ich spürte, wie sich mein Körper immer mehr öffnete, als würden Strahlen vom Berg zu mir gelangen, und umgekehrt. Es war wie eine Umarmung. Das Gefühl war so intensiv, das mir Tränen kamen. Mit der Zeit stand ich auf und wanderte in die Schlucht. Es war einfach das Richtige, was es zu tun gab. Immer tiefer gelangte ich in die Schlucht, obwohl es schon fast dunkel war. Ich ging so weit, bis ich zu einem großen Stein gelangte, bei dem ich nicht weiterkam. Ich lehnte mich gegen ihn und spürte, wie der Berg und ich eins wurden.«

Im Sumpf der Verzweiflung

Wie beim Schmerz und den Gefühlen können wir so stark verzweifeln, dass wir uns aus eigenen Stücken nicht mehr davon lösen können. Wir sind dann in einem »Sumpf«, bei dem das Zulassen der Verzweiflung nicht mehr heilend ist. Wir müssen dann zuerst den Sumpf verlassen, bevor wir unsere Verzweiflung zulassen.

Die Grenze zu diesem Sumpf ist von Mensch zu Mensch unterschiedlich. Ein häufiges Zeichen des Sumpfes ist, wenn die Verzweiflung über längere Zeit nicht abklingt. Unter längerer Zeit verstehe ich mehrere Tage oder eine Woche, wobei natürlich auch dieser Wert von Mensch zu Mensch variiert. Normalerweise wechseln wir relativ häufig von Vertrauen zu Verzweiflung und wieder zurück.

Wenn Sie in den Sumpf der Verzweiflung geraten, dann müssen Sie entweder mit fremder Hilfe (zum Beispiel Psychotherapie oder Psychopharmaka) oder mit eigener Symptombekämpfung diesen wieder verlassen. Fragen Sie hierzu bei Gelegenheit Ihren spirituellen Helfer – bevor Sie in den Sumpf geraten, denn dort sind schamanische Reisen oft viel schwieriger. Meistens wird es darum gehen, sich mit etwas abzulenken oder sich intensiv einer Angelegenheit zu widmen. Beachten Sie, dass auch hier die bereits häufig gemachte Bemerkung gilt: Jeder Symptombekämpfung muss eine echte Heilung folgen. Lassen Sie die Verzweiflung also wieder in kleinen Stücken zu, sobald Sie wieder genügend Boden unter den Füssen haben.

Warten

Beim Warten merken wir, wie gut wir unsere Seele zulassen können, wie wir also zu Vertrauen und Verzweiflung stehen. Achten Sie einmal genau darauf, was in Ihnen vorgeht, wenn Sie etwa auf eine Antwort, in einer langen Schlange vor einem Schalter, auf einen Zug, auf eine gute Gelegenheit oder Ähnliches warten müssen. Können Sie die Begebenheit vertrauensvoll hinnehmen im Wissen, dass auch diese Warterei auf Ihrem Weg ist? Oder werden Sie nervös, weil Sie keine Ahnung haben, wie ein Bescheid ausfallen wird und wie es dann weitergeht? Ärgern Sie sich wegen der Zeit, die offenbar nutzlos vertan wurde?

Für den Schamanen ist Warten kein Problem. Die Dinge kommen einfach, wie sie kommen. Indianische Zeremonien finden beispielsweise immer nach »Indianerzeit« statt, das heißt, sie finden dann statt, wenn es sich richtig anfühlt, egal wie viele Leute gerade am Warten sind. Die Zeit des Wartens ist nie verloren, sondern immer eine Gelegenheit, sich auf sich selbst zu besinnen. Es ist die Zeit zwischen zwei Ereignissen, die uns ermöglicht, nötige *Wartung*sarbeit an uns selbst vorzunehmen. Der Schamane weiß, wäre eine solche Zwischenzeit nicht nötig, dann wäre sie nicht entstanden. Vielleicht ist es ja sogar wichtig – aus was für Gründen auch immer –, erst später irgendwohin zu gelangen.

Das klingt alles sehr schön und gut, aber wie gehen Sie praktisch vor, wenn Sie unfreiwillig warten müssen? Hier eine Anregung:

Übung: Atmen Sie ein paar Mal tief durch und entscheiden Sie sich, bewusst den Fluss der Dinge zu beobachten. Unternehmen Sie keinerlei Anstrengungen, die Wartezeit zu optimieren, indem Sie etwa abzuschätzen versuchen, in welcher Reihe Sie besser anstehen oder indem Sie im Stau ein, zwei andere Fahrzeuge überholen. Sagen Sie sich, dass diese Situation mit Höherem zu tun hat, und achten Sie dabei genau auf Ihre Empfindung. Spüren Sie Verzweiflung, dann lassen Sie diese zu – so nutzen Sie die Zeit, um sich selber zu heilen. Genau diese Heilung steht nun offenbar an und muss übrigens dafür ein andermal nicht gemacht werden.

Gerade in dieser Zeit, in der ich diesen Abschnitt schrieb, musste ich auf einen neuen Vertrag mit meinem Arbeitgeber warten, da ich im Rahmen einer Reorganisation in eine andere Abteilung versetzt wurde. Dabei hing die Drohung in der Luft, dass ich dadurch für die gleiche Arbeit weniger verdienen würde. Schon seit vier Monaten wartete ich, und niemand konnte mir Auskunft geben; alle waren überlastet, und niemand entschied. Meine schamanische Reise dazu zeigte symbolisch sehr schön, was es mit Warten auf sich hat und wie damit umgegangen werden kann: Als erstes Bild zeigte mein Helfer mich im strömenden Regen auf einem Feldweg vorwärts schleichend. Mein Kopf ist gesenkt, aber trotzdem sehe ich die vielen schwarzen Seilschlingen nicht, die mich immer wieder packen, mich zu Boden ziehen und dazu führen, dass ich in dreckige Pfützen falle und meine ganze Kleidung verschmutze. Bei jedem Sturz versuche ich sorgfältig, meine Ausweise und meine Digitalkamera vor der Nässe zu schützen. Dies gelingt aber nur schlecht, und verzweifelt hoffe ich darauf, dass der Regen endlich aufhört. Dann zeigt mir mein Helfer, wie es auch anders geht: Entschieden werfe ich alle Kleider weg und lasse den Regen auf meinen nackten Körper fallen. Voller Freude lasse ich mich reinigen und tanze im Regen. Ich beachte die Seilschlingen nicht mehr, und sie erwischen mich auch nicht. Bald erscheint die Sonne, und überall sprießen Blumen. Ich stehe in einer herrlich bunten Landschaft und freue mich riesig. Und, ohne dass ich merke, wie es geschah, bin ich wieder angezogen und habe eine Kamera, mit der ich fotografieren kann. Als Nächstes erscheint vor mir eine Zollschranke. Aber auch das ist kein Problem, denn ich habe einen Ausweis im Sack.

Nochmals zusammengefasst: Nutzen Sie die Zeit des Wartens für die eigene Heilung (lassen Sie schutzlos den Regen auf sich fallen). Kümmern Sie sich nicht um mögliche Verluste in der Zukunft (werfen Sie alle Kleider und Ausweise weg). Haben Sie sich geheilt, dann kommen Sie an einen neuen Ort, und alles, was Sie dazu benötigen, werden Sie vorfinden (Sie können die Zollschranke passieren).

Seelenrückführung

Zum Thema der Seele ist noch eine Bemerkung zum Problem »Zurückholen verlorener Seelenteile« vonnöten. Grundsätzlich wird bei dieser Technik davon ausgegangen, dass sich gewisse Teile der Seele abspalten und dann eine Genesung erzielt wird, wenn diese wieder gefunden und mit der Seele vereint werden. Mein spiritueller Helfer dazu: »Eine Seele geht nicht verloren, sie belebt höchstens gewisse Körper- oder Aurateile nicht mehr vollständig. Seelenstrahlen können als solche nicht umgelenkt werden, damit diese den Körper und die Aura wieder beleben. Dies ist etwa so aussichtslos, wie wenn man einen Sonnenstrahl umlenken wollte. Will man etwas wieder beleben, so müssen die Wunden in der Seele, in der Aura oder im Körper geheilt werden. Damit etwas von der Sonne beschienen wird, müssen wir Dinge entfernen, die im Weg stehen.«

Ich wollte wissen: »Was geschieht dann, wenn eine solche Seelenrückführung vorgenommen wird?« Die Antwort:

»In der Regel arbeiten Menschen, die eine Seelenrückführung anbieten, mit der Aura und nicht mit der Seele. Es werden der Aura Teile zugefügt, welche Symptome mildern. Manchmal werden zwar tatsächlich Seelenstrahlen umgeleitet, vergleichbar etwa mit einem Spiegel, welcher Sonnenstrahlen umleitet. Aber auch dies ist keine echte Heilung, sondern nur Symptombekämpfung.«

Mir ist natürlich bewusst, dass solche Aussagen fast ketzerisch sind – aber im Schamanismus ist es wichtig, dass alle Blickwinkel zugelassen werden. Jeder einzelne ist dann aufgefordert, seine eigene Meinung zu bilden.

Vergangene Leben

Das zweite heikle Thema sind vergangene Leben. Gibt es sie oder gibt es sie nicht? Kann eine Seele von Leben zu Leben wandern? Wir haben gesehen, wie Teile der Gesamtseele alles, was es gibt, beleben. Diese Gesamtseele ist zudem außerhalb der Zeit und belebt deshalb »gleichzeitig« alles was war, ist und noch sein wird. Streng genommen ist es deshalb nicht möglich, dass der genau gleiche Seelenstrahl einen Menschen in der Vergangenheit und in der Gegenwart bescheint – es muss immer ein anderer sein, denn »unserer« ist »besetzt«. Es ist jedoch möglich, dass Seelenstrahlen einander sehr gleichen oder so »nahe« beieinander sind und so durchaus eine große Verwandtschaft oder Ähnlichkeit besteht, was wiederum der Idee von vergangenen Leben näher käme. Solche Ähnlichkeiten gibt es natürlich nicht nur für verschiedene Zeiten, sondern sie bestehen auch zwischen Menschen der Gegenwart. In diesem Falle würde von einer Seelenverwandtschaft gesprochen. Der Gedanke kann auch einen Schritt weiter genommen werden. Solche Seelenverwandtschaften bestehen nicht nur zwischen Menschen, sondern auch zwischen Menschen und Tieren, Pflanzen, Steinen oder irgendwelchen anderen beseelten Körpern. Es kommt lediglich darauf an, wie ähnlich die belebenden Seelenstrahlen sind.

Gibt es nun vergangene Leben oder gibt es sie nicht? Die Frage kann nicht wirklich beantwortet werden. Dies macht aber nichts, denn sie ist auch nicht relevant. Der Schamane betrachtet immer das Jetzt, er versucht immer, sich in seiner gegenwärtigen Situation zu heilen. Ob er vergangene Leben gehabt hat oder nicht, ist dabei unwesentlich. Sicher, er kann Erkenntnisse über sich gewinnen, wenn er seelenverwandte Leben betrachtet, aber heilen kann er am Ende nur sich selbst und nur in diesem Leben.

Immer wieder betone ich, dass die Seele Liebe werden will und dass wir, um dies zu ermöglichen, immer mit dem Herzen entscheiden müssen. Was ist nun genau Liebe? Wie entscheiden wir mit dem Herzen? Diesen Fragen gehen wir im nächsten Kapitel nach.

6. KAPITEL

Das Herz

In diesem Kapitel entdecken Sie

- was mit dem Weg des Herzens gemeint ist,

- was Liebe ist,

- und was keine Liebe ist,

- wie sich unser Herz entwickelt,

- wie Sie auf Ihr Herz hören,

- und wie Sie die Erkenntnisse auf Ihre Krankheiten anwenden.

Es war eine äusserst intensive Zeit, eine Art Geburt, welche sich über einige Monate ausdehnte. Der Schmerz im Brustbereich kam wellenartig, eine Welle um die andere. Manchmal fragte ich mich ernsthaft, ob ich nicht unter einem Herzin-farkt litt. Ich spürte zwar schon, dass sich der Schmerz nicht im eigentlichen Herz, sondern mitten in der Brust bemerkbar machte. Neben diesen Schmerzen war ich zu jener Zeit in eine unglückliche Liebschaft verwickelt, las viel Hesse und schrieb an meinem Roman »Am Rande der Zeit«. Ich suchte damals mit dem Mountainbike einsame Waldlichtungen auf, wo ich las, schrieb und den Schmerz aushielt. Auf schamanischen Reisen versicherte mir mein Helfer, es sei nichts »Körperliches«, sondern mein Herz sei daran, sich zu verändern und »weiß« zu werden. Dies sei eben äußerst schmerzhaft und es sei wirklich wie eine Geburt. Ich verstand zwar nicht, was er genau damit meinte, war aber gewillt, seinen Anweisungen zu folgen.

Nach einigen Monaten war der Spuk vorbei. Anfänglich änderte sich nicht viel in meinem Leben. Ich hatte aber zusehends Mühe, mich den Wünschen meiner Mitmenschen zu beugen. Ich merkte viel deutlicher, was mein eigener Weg ist und was ein fremdes Anliegen darstellte, und zwar in einer Klarheit, die ich vorher nie hatte. Dies war vor allem am Arbeitsplatz bemerkbar, wo ich ja in der Regel fremde Ziele erreichen musste. Ich beschäftigte mich in der Folge intensiv mit dem Dilemma »eigene/fremde Ziele«, was ein paar Jahre später zum Buch »Schamanismus und Beruf« führte.

Wenn das Herz sich so verändert, entstehen oft dramatische Geschichten. Gleich zwei Kolleginnen hatten Unfälle mit schweren Kopfverletzungen und langen Genesungszeiten. Während der Kopf außer Gefecht gesetzt war, hatte bei beiden das Herz Zeit, sich zu öffnen und weiß zu werden. Bei einer anderen Frau war der Abbruch einer Beziehung der Auslöser, und auch sie musste im Brustbereich erhebliche Schmerzen durchmachen. Bei einem Mann mittleren Alters war es eine schwierige berufliche Situation, und auch er hatte enorme Schmerzen. Bei allen hatte das weiße Herz Konsequenzen im Alltag, allen wurde deutlich, dass sie einen eigenen Weg hatten, der sich nun von demjenigen anderer Menschen unterschied. Bei allen hatte dies Folgen auf ihr Umfeld und ihre Beziehungen, Arbeitsstellen oder Wohnsituationen veränderten sich. Obwohl die Zeit sehr schwierig war, bereute es keiner, und alle fanden, sie seien nun mehr sie selbst.

Was ist das Herz? Was ist Liebe?

Unter »Herz« verstehe ich nicht das körperliche Organ, welches Blut pumpt, sondern einen Bereich des Körpers, der ungefähr in der Mitte der Brust liegt, dort also, wo das vierte Chakra ansetzt. Die Chakren, dies zu Erinnerung, stellen die Verbindung zwischen Aura und Körper dar. In jedem Chakra wird ein anderes Lebensthema behandelt. Das Thema des vierten Chakras ist die Richtung unseres Weges im Leben, welcher wiederum durch die Summe unserer Entscheidungen bestimmt wird. Jede Entscheidung, sei sie noch so klein, beeinflusst also unseren Weg. Im Herzen spüren wir, wie wir entscheiden müssen, damit wir unseren Weg gehen, es ist hier, wo die Absicht der Seele, Liebe zu werden, bis in unser materielles Leben scheint. Das Herz ist also unser Wegweiser, lassen wir es zu, dann kommen wir automatisch an den richtigen Ort, genauso wie ein Fluss einfach die Erdanziehungskraft zulassen muss, damit er zum Meer gelangt. Entscheiden wir konsequent mit dem Herzen, werden wir Liebe.

Was aber ist Liebe? Obwohl dauernd davon gesprochen wird, fehlen Worte, um die Empfindung wirklich zu beschreiben. Sicher, ich spüre, wie das Herz warm wird, ich merke, wie sich das Chakra öffnet, wenn es »ja« sagt. Wir können so sehr wohl merken, dass wir auf unserem Weg sind. Wie es aber ist, wenn wir angekommen sind, ist eine ganz andere Geschichte. Es ist wie bei einem Berg: Wir können nicht wissen, wie es oben aussieht, bevor wir ihn nicht erklommen haben. Als ich meinen spirituellen Helfer fragte, was Liebe sei, zeigte er mir eine Explosion von Licht, bestehend aus einer unendlichen Kraft, welche alles umfasste und in der nichts mehr voneinander unterschieden werden konnte. Dieses Licht war absolutes Sein. Er zeigte mir, wie dieses Sein sich über alles ausbreitete, sich dann in einen Wirbel verwandelte, der sich auf einen Punkt konzentrierte, ein Ort, in dem alles zusammengefasst war. Der Punkt war aber nicht das Ende, danach oder dahinter ging es weiter. Es schien, als komme nach der Liebe noch etwas. Was dies war, ließ er aber offen.

Beantwortet dies die Frage nach der Liebe? Nicht wirklich … Ich bleibe dabei, die Liebe lässt sich als solche nicht beschreiben, der Weg dorthin hingegen schon. Konzentrieren wir uns deshalb darauf.

Unser Weg zur Liebe

Unser Weg zur Liebe lässt sich mit verschiedenen Merkmalen beschreiben:
- Auf dem Weg zur Liebe muss jede einzelne Entscheidung

mit dem Herzen gefällt werden. Jede. Dies gilt sowohl für die großen Entscheidungen wie auch für die kleinen. In anderen Worten müssen wir voll und ganz hinter allem stehen, was wir machen. Der Weg darf Gefühle auslösen, ja er muss es sogar, aber wir stehen dahinter. Alle anderen Wege sind nicht Wege des Herzens.

- Wege zur Liebe lassen sich nicht mit äußeren Maßstäben messen. Wir können uns also nicht mit unseren Mitmenschen, mit Geld, mit Erfolg, Karriere, Symptomfreiheit und so weiter messen. Dies ist ein sehr wichtiger Punkt. Krankheitssymptome, Armut, Einsamkeit sind demnach nicht Zeichen, dass wir uns von unserem Weg entfernt haben, genauso wenig wie Beschwerdefreiheit, Reichtum und Geselligkeit Zeichen sind, dass wir darauf sind. Es gelten nur die inneren Maßstäbe. Deshalb können wir auch nur selbst beurteilen, ob wir auf unserem Weg sind oder nicht. Weder wissen andere dies von uns, noch können wir sie beurteilen.

- Die Gefühle, der Schmerz und die Verzweiflung werden stetig intensiver. Wir lernen zwar, mit diesen Empfindungen umzugehen, und kennen ihre Bedeutung, aber als solche werden sie laufend stärker. Dies gilt natürlich nicht nur für die sogenannten negativen, sondern auch für die positiven Empfindungen.

- Auf unserem Weg erhalten wir gerade die richtige Unterstützung und genügend Ressourcen. Unser Weg führt also zur richtigen Menge Geld oder zu den richtigen Menschen, die uns unterstützen.

- Die Hindernisse, die wir antreffen, fordern uns bis zum Maximum. Sie sind genauso schwierig, dass wir sie gerade noch verkraften können. Mehr ginge nicht. Dies ist deshalb so, weil Entwicklung, also die Wanderung auf unserem Weg, an unseren Grenzen stattfindet.

- Auf unserem Weg erhalten wir oft kaum Anerkennung,

denn diese gibt es in der Regel für Wege, die auch von anderen begangen werden und die deshalb vergleichbar und messbar werden. Ein eigener Weg ist aber individuell und nicht vergleichbar, weshalb die Anerkennung meistens ausbleibt. Es mag sogar sein, dass andere unseren Weg zu verhindern suchen, denn alle, die dem Herzen folgen, fordern dadurch ihre Mitmenschen ebenfalls dazu auf. Für die meisten Menschen ist dies eine unangenehme Vorstellung, die es zu bekämpfen gilt. Erwarten Sie also auf dem Weg des Herzens weder Anerkennung noch Applaus.

Wieso soll man das alles auf sich nehmen? Sollten wir nicht besser schauen, dass wir ein gutes Leben haben? Eines, in dem die Ereignisse einigermaßen absehbar sind, wir also uns ausbilden, einen Beruf ausüben, heiraten, Kinder haben, uns einiges anschaffen, in den Urlaub reisen und so weiter. Wieso sollen wir die Anstrengung auf uns nehmen, alles neu zu erfinden, alles neu zu entscheiden?

Es ist dies in der Tat eine der grundsätzlichsten Entscheidungen im Leben: Wollen wir uns heilen, wollen wir wir selbst werden, wollen wir Liebe werden, dann müssen wir unseren Weg, einen Weg voller Herausforderungen gehen. Oder wollen wir unser Leben nach anderen Kriterien richten, wie etwa Symptomfreiheit, Wohlstand oder Ähnlichem? Wählen wir unseren Weg, dann heilen wir uns auf der grundlegendsten Ebene, die möglich ist. Wir werden wir selbst. Andernfalls werden wir selbstverständlich auch etwas, aber es sind nicht wir selbst.

Es besteht natürlich auch dann eine Kraft zum Herzen, wenn wir uns gegen den eigenen Weg entscheiden. Auch wenn sich ein Fluss gegen die Erdanziehungskraft stemmt, wirkt diese trotzdem. Unsere Versuche, anders zu entscheiden, werden in der Regel deshalb nicht bis ans Lebensende gelingen, und oft werden Krankheiten, Unfälle oder Schicksalsschläge uns trotzdem immer wieder auf ihn aufmerksam machen. Denken Sie hier wieder an das Dreipolmodell: Jede Entscheidung entgegen dem Herzen verursacht eine Abweichung vom natürlichen Drang jedes Pols, sich Richtung Herz zu bewegen, folglich erhöht sich der Druck auf diesen Pol, bis es zu einer ruckartigen Bewegung kommt, welche sich meist in körperlichen oder psychischen Symptomen äußert.

Wichtig: Entscheiden Sie sich nicht deshalb, dem Herzen nachzugehen, um eine Krankheit oder einen Unfall zu verhindern. Die Motivation für die Entscheidung liegt auf einer höheren Ebene. »Will ich die Absicht der Seele, den göttlichen Grund, wieso ich hier bin, erfüllen? Will ich mich diesen höheren Kräften beugen?« Letzteres ist Heilung im Sinne dieses Buches.

Was keine Liebe ist

Um die Liebe besser zu verstehen, lohnt es sich auch, die Merkmale anzusehen, die nicht zum Weg des Herzens gehören.

- Liebe hat nichts mit Besitz zu tun. Oft wollen Menschen, die etwas lieben, es auch besitzen oder es mit einem Vertrag an sich binden. Eheverträge, Kaufverträge und Vereinbarungen aller Art werden geschlossen, damit das Objekt unserer Liebe uns erhalten bleibt. Auf dem Weg des Herzens ist es anders. Der Liebende besitzt nicht, er hat auch kein Objekt der Liebe, sondern er geht mit offenem Herzen seinen Weg und akzeptiert dabei auch Verluste.

- Liebe bezieht sich nicht auf andere Menschen, und sie achtet nicht in erster Linie auf das Wohl anderer Menschen. Dies mag auf den ersten Blick radikal wirken. Denn ist es nicht so, dass ein liebender Mensch andere respektiert und wertschätzt? Sicher, meistens ist es so, aber die Wertschätzung und der Respekt sind Folgen der Liebe und nicht umgekehrt. Es ist keine Liebe, wenn lediglich mit der Vernunft entschieden wird, anderen mit Respekt zu begegnen.

- Liebe unterscheidet nicht zwischen Gut und Böse. Gut und Böse werden durch die jeweilige Gesellschaft definiert, in der wir wohnen, und haben nichts mit eigenen Wegen zu tun. Menschen auf dem Weg des Herzens gehen ihren Weg, egal, was die Gesellschaft findet. Sie wissen, dass ihr Handeln für das größte Wohl aller ist, auch wenn dies konkreten gesellschaftlichen Definitionen von Gut und Böse widerspricht. Fordert der Weg des Herzens also zu kriminellen Handlungen auf? Nein, so darf es nicht formuliert werden! Es kann zwar mitunter sein, dass ein Gesetz gebrochen werden muss, aber dies ist nie die Motivation hinter einer Handlung. Zudem wird der Weg des Herzens uns nie in eine Situation bringen, die nicht bewältigt werden kann. Wir werden gefordert, ja – aber nicht überfordert.

Die Entwicklung des Herzens

Gemäß meinen Beobachtungen durchläuft die Entwicklung des menschlichen Herzens drei Stadien, welche ich an den Farben grün, rosa und weiß erkenne. Ich betone hier, dass dies meine Beobachtungen sind, weil solches – wir haben das nun schon mehrmals gesehen – von Person zu Person verschieden wahrgenommen wird. Diese Stadien haben folgende Qualitäten:

Menschen mit grünen Herzen sind stark auf ihre Umgebung fixiert. Ihnen geht es besser, je besser es ihrer Umgebung geht. Dieses Stadium kommt bei einer gesunden Entwicklung hauptsächlich bei Säuglingen und Kleinkindern vor, denn diese sind für ihr Überleben sehr direkt von ihrer Umgebung abhängig und müssen spüren, was in ihren Müttern vorgeht. Viele Menschen behalten jedoch ihr ganzes Leben lang ein grünes Herz und sind auch als Erwachsene darauf bedacht, ihre Umgebung zu unterstützen. Klassische Beispiele hierzu sind Menschen mit Helfersyndromen.

Die Farbe Rosa stellt eine Übergangssituation dar. Menschen mit rosa Herzen haben ihren eigenen Weg noch nicht ganz gefunden, spüren aber, dass es diesen gibt. Sie sind in einer Phase der Unklarheit. In gesunden Menschen ist dies die Zeit der Pubertät. In unserer heutigen Gesellschaft kommen jedoch rosa Herzen meist viel später im Leben vor, üblicherweise erst dann, wenn eine äußere Krise den Menschen zur Beschäftigung mit sich selbst zwingt.

Ein weißes Herz schließlich kommt bei Menschen vor, die auf ihr Herz hören können. Diese Menschen können den Weg des Herzens gehen, ob sie es tatsächlich tun, müssen sie jedoch selber entscheiden.

Unter idealen Umständen entwickelt sich das Herz eines Menschen also von grün über rosa zu weiß. Als erwachsene Person können wir dann diesem weißen Herzen folgen und beschreiten so unseren eigenen Weg und werden geheilt. Nicht alle erwachsenen Menschen haben jedoch ein weißes Herz, ein solches ist sogar ziemlich selten. Zusätzlich kann das Herz durch verschiedene Traumata verwundet sein, sodass wir – egal welche Farbe es hat – unser Herz nicht gewahr werden. Für die Heilung ist es jedoch von entscheidender Bedeutung, dass wir unser Herz spüren. Wir müssen also ein weißes Herz erlangen und alle dort vorhandenen Wunden heilen.

Der Weg zum weißen Herz

Wie gelangt man zu einem weißen Herz? Als ersten Schritt müssen Sie herausfinden, in welchem Stadium sich Ihr Herz jetzt befindet. Dann erst können geeignete Maßnahmen bestimmt werden, um ins nächste Stadium zu gelangen. Da der Weg zum weißen Herz von Mensch zu Mensch verschieden ist, kann ich hier keine allgemeingültigen Methoden aufführen. Ich empfehle deshalb, diesen Weg mithilfe Ihres spirituellen Helfers vorzunehmen. Fragen Sie ihn, in welchem Stadium sich ihr Herz befindet und was Sie tun müssen, damit Ihr Herz weiß wird. Findet er, Sie hätten bereits ein weißes Herz, dann können Sie den Rest dieses Unterkapitels überspringen.

Erwarten Sie nicht, von einem Tag auf den nächsten zu einem weißen Herz zu gelangen. Der Übergang von einem grünen zu einem weißen Herz dauert oft mindestens einige Monate. Solche Zeiten sind häufig von einem inneren und manchmal auch von einem äußeren Chaos begleitet. Es wird Ihnen so vorkommen, als ob Ihr Inneres komplett neu geordnet würde. Sie werden heftige Gefühle und starke Verzweiflung spüren, und meist wird der Brustbereich stark schmerzen. Ich erwähne all dies unverblümt und hoffe, dass Sie sich mitten drinnen daran erinnern und nicht aufgeben. Erachten Sie die Turbulenzen als eine schamanische Initiation.

Der Weg zu einem weißen Herzen ist also kein Kinderspiel, und die Kürze dieses Abschnittes soll nicht über dessen Bedeutung hinwegtäuschen. Er ist kurz, weil Sie diesen Schritt selber vornehmen müssen. Ich kann jedoch Beispiele aufführen, denn dieser Übergang ist wohl der häufigste Grund, weshalb mich Menschen für Beratungen aufsuchen.

Eine Frau hatte eine intensive Beziehung zu einem Mann, der jedoch abrupt mit ihr aufhörte, als er erfuhr, dass eine andere und ihm offenbar wichtigere Frau wieder in die Gegend gezogen war. Die Frau war voller Verzweiflung, dass diese, für sie perfekte Beziehung nicht funktionieren wollte. Ihr Schmerz war so riesig, dass ihr grünes Herz aufriss und ein weißes darunter zum Vorschein kam. Erst Monate später verstand sie die Bedeutung der Beziehung und war dankbar über den Schmerz, der ihr geholfen hatte, sich auf ihr Herz zu besinnen. Bei einer anderen Frau war der Auslöser ein Reitunfall, bei dem sie den Kopf heftig aufschlug. Ihr Denken war während längerer Zeit beeinträchtigt, und sie konnte nicht mehr arbeiten. Dies gab ihr jedoch die nötige Zeit, ihre Gefühle und ihre Verzweiflung zuzulassen. Sie realisierte erst sehr viel später, dass ihr Herz gerade in dieser Zeit im Wandel war. Auch in ihrem Fall hatte das weiße Herz weitere Veränderungen zur Folge, so wechselte sie die Partnerschaft, die Wohnung und die Arbeitsstelle.

Oft entstehen Veränderungen im Außen als Resultat der Geburt des weißen Herzens, oder der Weg zum weißen Herzen wird durch solche Veränderungen ausgelöst. Dies muss aber nicht sein, das weiße Herz kann durchaus auch ohne viel Drama entstehen. Bei einem Mann veränderte sich das Herz von grün zu rosa im Verlauf von mehreren Monaten. Er hatte zwar Probleme bei der Arbeit und einen Erbschaftskonflikt, es veränderte sich aber im Außen sonst nichts. Er bemerkte aber, wie sich seine Einstellung zu beiden Problemfeldern änderte und die bestehende Situation ihn nicht mehr betroffen machte.

Jede Situation ist anders. Vertrauen Sie Ihrem spirituellen Helfer, dass er Sie richtig durch den Prozess führt, auch wenn zwischendurch viel im Innen und im Außen geschieht.

Wunden im Herz heilen

Um einen eigenen Weg zu gehen, muss das Herz nicht nur weiß sein, sondern keine Wunden aufweisen. Ein verwundetes Herz erscheint in der Aura oft schwarz, hat schwarze Flecken oder ist schwarz umrandet. Bei einigen Menschen ist das Herz derart verwundet, dass sie es gar nicht mehr spüren.

Die Wunden im Herzen stammen von den anderen drei Polen, die dort ihre Spuren hinterlassen haben. Das Herz heilen wir deshalb nicht direkt, sondern es wird automatisch geheilt, indem wir die anderen Pole heilen. In anderen Worten, alle Arbeit, die Sie bisher gemacht haben, dient ebenfalls der Heilung des Herzens. Dies ist auch der Grund, wieso ich das Herz erst jetzt bespreche, obwohl es eine solch zentrale Bedeutung hat. Wir heilen also unser Herz, wenn wir den körperlichen Schmerz, die Gefühle und die Verzweiflung liebevoll und dankbar akzeptieren und zulassen. Alles, was wir bisher über Heilung kennengelernt haben, gilt also auch hier.

Auf das Herz hören lernen

Auch wenn wir ein weißes Herz haben, müssen wir lernen, darauf zu achten und ihm zu folgen. Wir müssen die Sprache unseres Herzens verstehen, damit wir bei einer anstehenden Entscheidung wissen, ob es nun ja oder nein sagt. Diese Sprache ist für jeden Menschen verschieden. Achten Sie darauf, dass Sie Ihr Herz nicht mit Ihren Gefühlen verwechseln. Freude ist nicht das gleiche wie ein »Ja« des Herzens, obwohl selbstverständlich beides gleichzeitig auftreten kann.

Viele Menschen empfinden ein »Ja« als Offenheit, Wärme, Erleichterung oder als ein inneres Jauchzen. Ein Herz, welches »nein« sagt, erscheint dagegen als geschlossen, eng, schwer oder dunkel.

Zu beachten ist, dass manchmal andere, stark verwundete Chakren ein weißes Herz überdecken und so Herzentscheide verhindern. Haben Sie tiefe Wunden in anderen Chakren entdeckt, dann gehen Sie mit größter Sorgfalt vor und gewähren Sie sich immer eine Besinnungspause, bevor Sie wichtige Entscheidungen fällen.

Was hat das Herz mit unseren Krankheiten zu tun?

Bei der Besprechung der anderen Pole haben wir gesehen, dass wir für unsere Heilung die Symptome liebevoll und dankbar akzeptieren und zulassen müssen. Wir spüren also den Schmerz im Körper, die Gefühle in der Aura und die Verzweiflung in der Seele. Gleichzeitig entscheiden wir konsequent mit dem Herzen, gehen so unseren ureigenen Weg und erfüllen damit den eigentlichen Sinn der Heilung. So entscheiden wir beispielsweise mit dem Herzen, wie lange wir Symptome zulassen, ob wir Medikamente nehmen, ob wir einen Arzt aufsuchen oder ob wir Veränderungen in unserem Leben vornehmen. Es gehören also immer beide Elemente dazu: Symptome zulassen und Herzentscheide. Heilung ist beides zusammen.

Dies muss natürlich praktisch geübt werden. Im nächsten Kapitel werden wir deshalb das Zusammenspiel der Pole mit dem Herz Schritt für Schritt durchgehen, bereits hier möchte ich jedoch eine Übung vorstellen, bei der die Symptome zugelassen und gleichzeitig ins Herz aufgenommen werden:

Übung: Wählen Sie eine Krankheit und lassen Sie hierzu zuerst Ihre Empfindungen zu – so heftig dies geht. Sie sind also voller Schmerz, Gefühle oder Verzweiflung. Nehmen Sie dann diese Empfindungen ganz bewusst in Ihr Herz auf oder – und es spielt keine Rolle, welche der beiden Möglichkeiten Sie wählen – lassen Sie das Herz in die Empfindung strömen. Atmen Sie hierzu »durch das Herz«, das heißt, stellen Sie sich vor, bei jedem Atemzug würde Luft durch die Mitte Ihrer Brust in Ihren Körper strömen.

Ein Mann erzählte von seinen Schmerzen in einem Backenzahn. »Ich saß auf meinem Sofa und fühlte den Schmerz im hintersten Zahn oben rechts. Es war ein pochender, besonders unangenehmer Schmerz, der mir Sorgen bereitete, obwohl der Zahnarzt nichts am Zahn falsch gefunden hatte. Der Schmerz wurde immer heftiger, ich akzeptierte dies und ließ ihn zu, obwohl ich gleichzeitig aufspringen und die ganze Übung abbrechen wollte, denn meine Vernunft fand, der Schmerz würde sicherlich dem Zahn schaden. Ich hielt durch und spürte den Schmerz in seinem vollen Umfang. Gleichzeitig atmete ich durch mein Herz und ließ den Schmerz in das Herz fließen. Auch hier protestierte zuerst meine Vernunft und fand, damit würde ich wohl auch noch meinem Herzen schaden, denn auch dort bemerkte ich nun ein unangenehmes Pochen. Doch blieb ich dabei, und erstaunlicherweise klang der Schmerz allmählich ab. Einige Stunden später kam er wieder, und ich wiederholte die Übung. Nach fünf solcher Übungen verschwand der Schmerz gänzlich. Seither schmerzt dieser Zahn nicht mehr.«

Eine Frau berichtete von Ihrer Angst, nachdem bei ihr ein Gebärmutterhalskrebs diagnostiziert wurde. »Der Arzt hatte mich bereits für einen operativen Eingriff im Spital angemeldet, welcher in ein paar Wochen stattfinden würde. Ich hatte aber eine panische Angst vor dieser Operation. Mit der Unterstützung meines spirituellen Helfers ließ ich diese Angst zu. Währenddessen sah ich auf meiner schamanischen Reise Bilder von einem heftigen Gewitter mit Blitzen, welche mich unaufhörlich trafen. Es war eine unangenehme Angelegenheit, die ich etwa zehn Minuten lang aushielt, bevor ich mein Herz in die Angst strömen ließ. Dabei wurde die Angst zuerst heftiger, dann aber klang sie ab.« Danach beschäftigte sich die Frau intensiv mit ihrer Heilung. Bei der Operation stellten die Ärzte dann keinen Krebs mehr fest. Ein solch vollständiges Verschwinden der Symptome – die Ärzte nennen dies Spontanheilung – kann durchaus die Folge solcher Übungen sein, sie muss es aber nicht! Die Motivation des Schamanen ist immer der eigene Weg, nicht das Verschwinden der Symptome.

Wie weiter ohne weißes Herz?

Ich erwähne immer wieder, wie wichtig es für die Heilung ist, dass Sie auf Ihr Herz hören. Wie gehen Sie nun aber vor, wenn Ihr Herz noch nicht weiß oder es verwundet ist? Müssen Sie mit Ihrem Weg warten, bis Sie vollständig auf Ihr Herz hören können? Nein! Sie haben ja einerseits mit der schamanischen Reise ein elegantes Hilfsmittel, um zu fragen, was nun in einer bestimmten Situation Ihr Weg ist. Des Weiteren können Sie natürlich trotzdem Ihren Schmerz, Ihre Gefühle und Ihre Verzweiflung zulassen, also die Heilung der anderen Pole vornehmen. Und dies – wir haben es gesehen – heilt Ihr Herz. Sie sind dann bereits auf Ihrem Weg!

167

Vergessen Sie nicht, kaum jemand kann wirklich perfekt auf das eigene Herz hören. Wir alle fällen mitunter Entscheidungen, die von unserem Weg abweichen. Wir wissen aber mittlerweile, dass uns der Schmerz, die Gefühle und die Verzweiflung auf Abweichungen hinweisen und uns helfen, wieder auf den Weg zu gelangen. Dies ist Heilung!

Sind wir aber andererseits bereits sehr geübt mit Herzentscheiden, gelingt es uns also mehr oder weniger perfekt auf das Herzen zu hören, wird die schamanische Reise überflüssig. Die schamanische Reise ist immer nur ein Hilfsmittel – sie ist nie Selbstzweck.

7. KAPITEL

Sich selbst heilen

In diesem Kapitel entdecken Sie

- die Grundsätze der Selbstheilung,

- wie Sie ganz konkret vorgehen,

- nützliche Tipps zur Selbstheilung,

- wieso Ausdauer und Disziplin wichtig sind,

- und wie alles in unserem Leben zur Heilung beiträgt.

GLEICH ZU BEGINN EINE WICHTIGE FRAGE: Kann man sich selber heilen oder geht dies nicht? Es gibt beide Meinungen: Heiler, die behaupten, man könne nur sich selber heilen, und andere, die finden, genau dies gehe nicht, denn für die eigene Heilung sei man zu befangen. Oft nennen sich beide Gruppen Schamanen. Was ist nun wahr?

Ich fragte meinen spirituellen Helfer um seine Meinung. Die klare Antwort: »Echt, im Sinne von eigenem Weg, kann ein Mensch nur sich selber heilen. Die Gefühle, der Schmerz und die Verzweiflung können nur selber gespürt werden. Andere können dies nicht übernehmen, sondern höchstens unterstützend wirken, indem sie etwas auslösen, was zur Selbstheilung führt. Reine Symptombekämpfung – das heißt, es wird nicht auf den eigenen Weg geschaut – kann jedoch oft besser bei anderen als bei sich selbst durchgeführt werden.«

»Wieso?«

»Die eigenen Wunden verhindern oft, dass bei der Symptombekämpfung an der richtigen Stelle angesetzt wird. Es ist schwierig, bei sich selbst einen Überblick zu erhalten. Ein anderer ist hierzu besser imstande und kann so erfolgreicher am Körper oder in der Aura Veränderungen vornehmen.«

»Aber wieso nennen sich beide Heiler? Wieso nennen sich also sowohl diejenigen Schamanen, die sich auf eigene Wege konzentrieren, wie auch diejenigen, die Symptome bekämpfen?« – »Ob sich jemand Schamane nennt oder nicht, kann ja jeder selber entscheiden! Wichtig ist einfach, dass es zwei Arten von Menschen gibt: solche die gewillt sind, ihren eigenen Weg zu gehen, und solche, die auf der Oberfläche, also auf der Ebene der Symptome, arbeiten. Diejenigen, die gewillt sind, eigene, wirklich echte Wege zu gehen, sind meistens in der Minderheit. Dies soll dich aber nicht davon abhalten, diesen Weg zu beschreiten!«

Starke Worte! Diese beiden Zugänge zur Heilung findet man übrigens fast überall, wo es um Heilung geht. Meistens sind diejenigen Menschen zahlreicher, welche ihre Methoden dazu verwenden, Symptome zu bekämpfen, und meistens ist es nur eine kleine Minderheit, die sich offen und ehrlich den eigenen Themen und dem eigenen Schmerz stellt. Bei gewissen Methoden ist es offensichtlich, dass es um Symptombekämpfung geht, wie etwa beim positiven Denken oder beim neuro-linguistischen Programmieren. Bei anderen kann die Vorgehensweise für beides verwendet werden, so etwa bei Reiki oder beim Aurasoma und natürlich auch beim schamanischen Reisen. Bei diesen Methoden kommt es auf die Motivation des Anwenders an, ob nun Symptombekämpfung oder der eigene Weg verfolgt wird.

In diesem Buch – Sie wissen es mittlerweile – geht es um den eigenen Weg und nicht um Symptombekämpfung. Deshalb können wir auch uns selbst heilen. Dies ist anstrengender, braucht Mut und Eigenverantwortung – aber dafür haben wir auch alle Möglichkeiten in unserer Hand. Wir sind damit unabhängig von anderen!

Können Sie zu Ihrem eigenen Weg stehen – was ich, wenn Sie bereits so weit gelesen haben, nicht bezweifle –, dann ist es wichtig, dass Sie daran bleiben. Lassen Sie sich nicht von der Vielzahl von Methoden ablenken, die eine Linderung der Symptome versprechen. Hinterfragen Sie immer die Motivation hinter einer Technik: Seien Sie skeptisch, wenn etwas von Gleichgewicht, Harmonie, Balancing, Energietanken, Erfolg oder Glück steht oder wenn bestimmte Symptome angesprochen werden (z. B. hilfreich bei Nasen-, Neben-, Stirn-höhlenproblemen). Meistens ist das, was versprochen wird, Symptombekämpfung und nicht echte Heilung. Ich erwähne dies hier mit Nachdruck, weil der eigene Weg hart ist und es deshalb verlockend ist, alles aufzugeben und sich den schein-bar erfolgreicheren Möglichkeiten hinzugeben.

Aber, werden Sie mich mit Recht fragen, steht nicht als Unter-titel unter meinem Buch »Schamanisches Praxisbuch: Das Tor zu Lebenskraft, Erfolg und Freiheit«? Ja – aber ich habe in-zwischen hinzugelernt!

Der Grundsatz

Lassen Sie mich an dieser Stelle kurz den Grundsatz des scha-manischen Heilens in Erinnerung rufen: Alle drei Pole, Kör-per, Aura und Seele, werden im Herzen zusammengebracht. Entscheiden wir immer mit dem Herzen, dann geschieht dies automatisch. Dieses Vorhaben ist jedoch schwierig, und des-halb weichen unsere Pole immer wieder vom Weg des Herzens ab. Wir erkennen dies anhand von Schmerz, Gefühlen oder Verzweiflung. Wollen wir uns heilen, dann müssen wir diese Symptome liebevoll und dankbar akzeptieren und zulassen, das heißt den Schmerz, die Wut, die Sehnsucht und die Ver-zweiflung spüren und gleichzeitig konsequent mit dem Herzen entscheiden.

Die Heilung ist ein Prozess, welcher nie abgeschlossen ist und uns ein ganzes Leben lang begleitet. Heilung ist wie ein Fluss, der weiterfließt, bis er zum Meer gelangt. Unseren Heilungs-fortschritt erkennen wir an den Gefühlen Angst und Trauer. Das Gelingen der Heilung wird hingegen nie an äußeren Symptomen gemessen. Nur weil Symptome noch da sind, heißt also nicht, dass keine Heilung stattgefunden hat. Hingegen sind wir dann geheilt, wenn die Symptome uns nicht mehr betroffen machen.

Soviel zum Grundsatz. Wie wenden wir dies nun eins zu eins an?

Konkretes Vorgehen

Mit den folgenden vier Schritten wird die Heilung praktisch umgesetzt:

- **Schritt 1:** Ein Schmerz im Körper, ein Gefühl von Wut oder Sehnsucht oder Verzweiflung machen uns auf eine Abweichung von unserem Weg beziehungsweise auf einen Heilungsbedarf aufmerksam.
- **Schritt 2:** Wir nehmen alle Möglichkeiten wahr, die wieder zu unserem Weg zurückführen. Hierzu gehören nicht nur die eigentliche Heilung (das Zulassen von Schmerz, Gefühlen, Verzweiflung), sondern auch praktische Dinge (der Arztbesuch, Veränderungen im Leben und dergleichen). Fertigen Sie hierzu eine Liste an mit allem, was Ihnen in den Sinn kommt. Sie dürfen durchaus auch unplausible Möglichkeiten hinzufügen, etwa den Kauf einer CD, längeres Ausschlafen am Sonntag oder eine Reise nach Australien. Kommt es Ihnen in den Sinn, dann schreiben Sie es auf und zwar auch dann, wenn Ihr Verstand findet, die Möglichkeit sei vollkommen undurchführbar oder habe gar nichts mit Ihrer Krankheit zu tun. Denn – nur weil Sie etwas auf der Liste haben, heißt noch lange nicht, dass Sie es dann tatsächlich durchführen werden.
- **Schritt 3:** Nun wird mit dem Herzen entschieden, welche der Möglichkeiten des zweiten Schrittes tatsächlich umgesetzt werden sollen. Dabei dürfen durchaus mehrere

Möglichkeiten zum Zug kommen. Beachten Sie dabei, dass das Herz immer nur im Jetzt entscheiden kann; Wenn das Herz jetzt etwas ablehnt, mag es in Zukunft durchaus ja sagen und umgekehrt. Die Liste muss also von Zeit zu Zeit neu beurteilt werden.

- **Schritt 4:** Nun werden die ausgewählten Möglichkeiten umgesetzt. Selbstverständlich werden wir dabei Angst (wir gehen auf etwas zu) und Trauer (wir entfernen uns von etwas) spüren. Mitunter erleben wir natürlich auch Freude, denn zwischendurch sind wir genau am richtigen Ort.

Anschließend beginnt der Zyklus von neuem, und immer wenn wir Schmerz, Wut, Sehnsucht oder Verzweiflung spüren, beginnen wir wieder mit dem ersten Schritt. Eine konkrete Krankheit ist dann geheilt, wenn sie uns nicht mehr betroffen macht, bei uns also keine Schmerzen, keine Wut oder Sehnsucht oder keine Verzweiflung auslöst. Diese Empfindungen werden aber bei neuen Situationen auftauchen, die wir dann auch wieder auf diese Art und Weise angehen. Dies wird sich bis an unser Lebensende so fortsetzen – denn so ist unser Weg! Jeder der vier Schritte kann übrigens mit einer schamanischen Reise unterstützt werden. Fragen Sie deshalb nach, ob irgendwo Schmerzen, Gefühle oder Verzweiflung versteckt sind. Oder bitten Sie Ihren Helfer um zusätzliche Möglichkeiten, an die Sie vielleicht nicht gedacht haben. Beurteilen Sie auf einer schamanischen Reise, ob Ihr Herz die Liste der Möglichkeiten richtig beurteilt hat, und bitten Sie schließlich Ihren Helfer um Unterstützung bei der Umsetzung.

> *Übung: Nun sind Sie an der Reihe. Wählen Sie ein Symptom oder eine Krankheit und gehen Sie die vier Schritte durch. Machen Sie dies zuerst ohne die Mitwirkung des spirituellen Helfers und fragen Sie ihn danach nach Ergänzungen.*

Beispiele

Wie sieht die Anwendung dieser Schritte in konkreten Beispielen aus? Nachfolgend zeige ich das schrittweise Vorgehen in drei Fällen.

Ein Mann berichtete von einer schmerzhaften Hüfte, die seine Beweglichkeit immer weiter einschränkte, sodass er nur noch mit Mühe gehen konnte.

- **Schritt 1:** Die Schmerzen und die Wut auf seine Unbeweglichkeit zeigten eine Abweichung von seinem Weg und damit einen Heilungsbedarf.

- **Schritt 2:** Er listete alle Möglichkeiten auf, die ihm in den Sinn kamen. Der Arzt hatte ihm ein künstliches Hüftgelenk empfohlen. Neben dieser Variante kamen ihm folgende Optionen in den Sinn (hier nur eine Auswahl, die tatsächliche Liste war wesentlich länger): Nach den Mitteilungen suchen und schauen, ob im Leben etwas geändert werden müsste; nach alten Wunden suchen und diese heilen; abnehmen; mehr Bewegung. Mit einer schamanischen Reise kam er zusätzlich auf folgende Möglichkeiten: Sich scheiden lassen und eine Weltreise unternehmen.

- **Schritt 3:** Nun bewertete der Mann jede Möglichkeit mit seinem Herzen. Dieses sagte ja zum künstlichen Hüftgelenk, ja zu den Mitteilungen, ja zu »die alten Wunden heilen«, nein zu »abnehmen«, nein zu mehr Sport, ja zu »sich scheiden lassen« und ja zu einer Weltreise.

- **Schritt 4:** Nun musste er alle gewählten Maßnahmen umsetzen. Beim Stand des Schreibens hat er sich für die Operation angemeldet, ist den Mitteilungen nachgegangen und war zum Schluss gekommen, dass seine Hüftprobleme mit seiner Angst vor Entscheidungen zusammenhingen, welche die Richtung seines Lebens beeinflussen könnten. Dies brachte er sofort in Zusammenhang mit seiner Ehe, die alles an Lebendigkeit verloren hatte, und er begann sich über seine Partnerschaft Gedanken zu machen. Er suchte auch nach alten Wunden und fand, dass seine Projekte als Kind von den Eltern immer unterdrückt worden waren. Er ging den alten Gefühlen nach und ließ diese zu.

Es ist durchaus sinnvoll, mehrere Möglichkeiten gleichzeitig zu verfolgen. Ärztliche Hilfe darf also von anderen Maßnahmen begleitet werden. Übrigens dienen Aufforderungen des Helfers, wie sich scheiden zu lassen, oft dazu, etwas in Gang zu bringen, ohne dass dieser Schritt immer in seiner ganzen Radikalität durchgeführt werden muss. Bei einem solchen Prozess muss selbstverständlich jeder einzelne Schritt erneut mit dem Herzen beurteilt werden. Es ist deshalb zu Beginn alles andere als klar, ob der Weg beispielsweise tatsächlich in einer Scheidung endet oder nicht. Bemerkenswert ist aber doch, wie gänzlich andere Aspekte des Lebens, die mit dem Körper unmittelbar nichts zu tun haben, mit der Heilung verbunden sind.

Als Nächstes führe ich das Beispiel meines Nagelpilzes auf. Damit möchte ich Sie auffordern, die Schritte übungshalber mit Ihrem Symptom durchzuspielen. Auch wenn es immer das gleiche Symptom ist und Sie sich womöglich mittlerweile langweilen, lernen Sie auf diese Weise die Methodik am besten. Um richtig in die Tiefe zu gelangen, muss man sich immer wieder und lange Zeit mit dem Gleichen beschäftigen.

- **Schritt 1:** Der Nagelpilz löste bei mir Wut aus, weil meine Nägel nicht gesund sind, und Verzweiflung, weil ich mich schon sehr lange ohne sichtbaren Erfolg mit ihnen befasst habe. Auch wenn ich keine Schmerzen spürte, ist hier eine Abweichung vom Weg vorhanden.

- **Schritt 2:** Hier eine Auswahl aus meiner langen Liste von Möglichkeiten: Pillen, Tinkturen, rezeptfreie Medikamente, Essig, Mitteilungen kennenlernen, Gefühle zulassen, alte Wunden heilen, Nahrungsumstellung, Fußmassagen (…).

- **Schritt 3:** Mein Herz sagte ja zu Folgendem: Essig, Mitteilungen kennenlernen, alte Wunden heilen, Nahrungsumstellung und Fußmassagen. Es sagte nein zu: Pillen und Tinkturen.
- **Schritt 4:** Die Umsetzung ist an vielen Stellen dieses Buches beschrieben. Die Mitteilungen des Nagelpilzes haben mit dem Thema Abgrenzung und Schutz zu tun, und die alten Wunden heile ich durch das Zulassen verborgener Wut.

Übrigens änderte mein Herz die Beurteilung der Liste von Zeit zu Zeit. So akzeptierte es zuerst Tinkturen, ließ dann aber nach einer Weile nur noch Essig zu.

Drittens schildere ich das Beispiel einer Frau mit beginnender multipler Sklerose.

- **Schritt 1:** Als die Frau die ersten Seh- und Koordinationsstörungen bemerkte, spürte sie Wut, Angst und tiefe Verzweiflung.
- **Schritt 2:** Ihre Liste der Möglichkeiten beinhaltete: medikamentöse Therapie mit Immunsuppression oder entzündungshemmenden Arzneimitteln, Krankengymnastik, Hippotherapie – dies alles Vorschläge des Arztes, und alte Wunden suchen, Entspannungstechniken, Wut in der Vergangenheit suchen und zulassen – als Vorschläge ihres spirituellen Helfers.
- **Schritt 3:** Ihr Herz entschied nein zur Immunsuppression, ja zu den entzündungshemmenden Arzneimitteln, nein zur Hippotherapie, ja zur Gymnastik, ja zu »die alten Wunden heilen«, ja zur Entspannung und ja zur Wut.
- **Schritt 4:** Mutig setzte sie alles um. Bei den alten Wunden erinnerte sie sich an Missbrauchssituationen als Kind und spürte unglaublich viel Wut auf den Täter. Gegenwärtig hat sich ihre Situation stabilisiert.

Es muss nochmals betont werden: Das schamanische Heilen schließt die schulmedizinischen Therapien keinesfalls aus.

Alle Möglichkeiten der traditionellen Medizin gehören genauso auf die Liste wie alle spontanen Ideen, die Sie dazu haben. Das Essentielle ist immer: Es ist Ihr Herz, welches entscheidet, was umgesetzt wird und was nicht!

Auf der höchstmöglichen Ebene heilen

Beachten Sie, dass beim Heilen Maßnahmen im Pol »Seele« wirksamer sind als solche in der Aura und diese wiederum effektiver als solche am Körper. Versuchen Sie also die Heilung auf einer möglichst hohen Ebene anzugehen. Dies ist gar nicht so einfach, denn wir sind meist genau umgekehrt veranlagt, und eine körperliche Krankheit stört uns wesentlich mehr als Probleme in der Aura oder in der Seele.

> *Übung: Folgendes Vorgehen hat sich bewährt, um eine körperliche Krankheit auf einer möglichst hohen Ebene anzugehen: Stellen Sie sich jeden Pol als ein Zimmer vor. Mit Ihrem spirituellen Helfer gehen Sie zuerst in das Zimmer »Körper«, beobachten, was Sie sehen, um dann durch eine Türe mit einer Aufschrift »Aura« ins nächste Zimmer zu gelangen. Wiederum beobachten Sie den Inhalt des Zimmers und gehen dann nochmals durch eine Türe mit der Aufschrift »Seele«. In diesem Raum bitten Sie Ihren Helfer, Ihnen zu zeigen, wie Sie sich hier heilen können. Danach gehen Sie wieder durch alle Räume zurück und beobachten die Veränderungen.*

Als Beispiel schildere ich diesen Weg für den Nagelpilz: Im ersten Raum (Körper) sah ich, wie der Pilz an meinem Nagel fraß. Im nächsten Raum (Aura) bemerkte ich einen bekleideten Zirkuselefanten, der auf einem Tisch saß. Der Elefant nahm seinen Hut ab, und darunter kamen menschliche Haare zum Vorschein, durch die er mit einer menschlichen Hand streifte. Im nächsten Zimmer (Seele) sah ich nur noch Schwarz. Mein Helfer fand, ich müsse nun mit meinem Herzen auf diese Schwärze einwirken. Dies war zuerst sehr schwierig, wurde jedoch zusehends einfacher, bis schließlich das ganze Zimmer weiß war. In diesem Moment spürte ich unglaubliche Freude. Auf dem Weg zurück war der Elefant nicht mehr verkleidet, und der Nagel wirkte einiges gesünder.

Umgang mit Sorgen

Bei unserer eigenen Heilung machen wir uns oft Sorgen über allerlei: Was geschieht, wenn die Symptome nicht verschwinden? Werde ich Schmerzen haben? Wie wird sich alles auf meine Arbeitsstelle auswirken? Da wir alle immer wieder von solchen Sorgen heimgesucht werden, möchte ich dieses Thema hier kurz zur Sprache bringen. Eine Sorge ist eine mehr oder weniger bestimmte Befürchtung über negative Ereignisse in der Zukunft. Es sind meistens Gedankenketten, die mit negativen Gefühlen einhergehen. Hierbei handelt es sich um eine Aufmerksamkeitsverschiebung auf Befürchtungen und mögliche negative Folgen von irgendwelchen potentiellen zukünftigen Ereignissen. Sorgen entwickeln oft ein Eigenleben und werden völlig unkontrollierbar. Wir fühlen uns ruhelos und unfähig uns zu entspannen, bis schließlich die quälenden Sorgen im Mittelpunkt stehen und sich auf alles andere übertragen.
Wie gehen wir damit um? Beurteilen Sie als erstes, ob eine bestimmte Handlung notwendig ist, und überprüfen Sie, ob Ihr Herz dazu ja sagt. Falls ja, dann unternehmen Sie, was notwendig ist. Danach konzentrieren Sie sich darauf, sich von den

Gedankenketten, welche Ihre Sorgen ausmachen, zu befreien. Verbinden Sie sich hierzu mit dem Herzen mit einer übergeordneten Kraft, etwa dem Göttlichen oder mit dem Universum, und betrachten Sie Ihre Sorgen aus diesem Blickwinkel. Bitten Sie Ihren spirituellen Helfer um Unterstützung, falls es nicht ohne geht. Das Ziel der Übung ist es, den Blickwinkel zu ändern, damit Sie verstehen, dass jeder mögliche Ausgang der richtige ist auf Ihrem Weg. Egal was kommt, Sie können damit umgehen, denn für den eigenen Weg hat man immer genügend Kraft. Es mag zwar herausfordernd sein, aber es wird gehen. Gleichzeitig gehen Sie mit Ihren Sorgen die oben erwähnten vier Heilungsschritte durch.

Andere setzen uns Hindernisse in den Weg

Heilen wir uns, so werden unsere Mitmenschen uns oft Hindernisse in den Weg stellen. Dies hat verschiedene Gründe: Unsere Wunden gaben ihnen einen Energiegewinn, und dieser wird wegfallen, sie spüren, wie sich die Beziehung verändert und unsicher wird, oder sie verlieren die Kontrolle über uns. Unsere Mitmenschen werden also unsere Heilungsbemühungen nicht unbedingt unterstützen oder diese sogar sabotieren.

Verwenden Sie diese Hindernisse gerade für Ihre Heilung! Die Reaktionen Ihrer Mitmenschen lösen Gefühle aus, zeigen also Abweichungen von Ihrem Weg. Und dies eignet sich für das oben beschriebene Vorgehen in vier Schritten.

Ein Beispiel: Der Ehemann einer Frau wird wütend, weil sie einen Schritt in Richtung ihrer Heilung unternommen hat. Tief unten spürt er nämlich, dass nun der Energiefluss zwischen den beiden verändert wird und er nicht mehr die Rolle des Stärkeren einnimmt. Dies wiederum löst bei der Ehefrau Trauer aus, weil sie auf seine Unterstützung gehofft hatte. Sie erkennt, dass ihre Trauer ihr eine weitere Heilungschance gibt, und entdeckt dabei ihre uralte, nicht gelebte Trauer aus der Vergangenheit, bei der ihr Vater sie ebenfalls bei neuen Vorhaben selten unterstützte.

Tipps

Hier noch einige nützliche Tipps, wenn wir uns selber heilen:

- Akzeptieren Sie, dass Sie bei der Heilung Teile von sich entdecken werden, die oft unangenehm sind und die Sie womöglich lieber nicht kennen würden. Fahren Sie trotzdem mit Ihren Bemühungen fort.
- Oft sind die Dinge, die Sie für Ihre Heilung im Alltag unternehmen, unpraktisch oder passen nicht in Ihre Pläne. Akzeptieren Sie auch dies und machen Sie sie trotzdem!
- Experimentieren Sie und gehen Sie Risiken ein. Ihre Heilung darf durchaus spielerisch angegangen werden.
- Haben Sie Geduld. Unser Weg und unser Körper haben ihre eigene Geschwindigkeit, die sich oft nicht mit unseren Erwartungen oder Hoffnungen deckt. Lassen Sie den Dingen Ihre Zeit – für den eigenen Weg haben wir immer genügend davon.
- Versuchen Sie, mitunter die Rolle des Beobachters von sich selbst einzunehmen. So können Sie verhindern, dass Sie alles zu ernst nehmen und sich in Ihrem Handeln verlieren.
- Selbstheilung braucht keine Weltflucht oder Askese, sondern den Mut, bewusst und unerschrocken auf den Alltag zuzugehen. Dennoch kann Einsamkeit sehr sinnvoll sein, weil Sie so besser an Ihre Gefühle gelangen. Beim Heilen müssen Sie deshalb immer wieder erspüren, was nun gerade richtig ist für Sie.

- Geben Sie die Hoffnung auf, dass Ihre Symptome verschwinden oder dass Sie je wieder auf Ihren Pfad kommen. Dies mag auf den ersten Blick deprimierend sein, wird Ihnen aber so viel Freiheit und Mut verleihen, dass Ihre Heilungschancen stark wachsen.
- Vertrauen Sie auf das, was Sie unterstützt, auch wenn dies gegen gängige Lehrmeinungen oder Methoden verstößt. Wenn es Ihnen hilft, dann tun Sie es!
- Nehmen Sie die Dinge Tag für Tag. Sind Sie mitten in einer intensiven Heilungsphase, dann können Gedanken an die Zukunft überwältigend sein. Konzentrieren Sie sich deshalb darauf, was Sie genau heute tun oder fühlen können.

Und wenn Sie so schlimm daran sind, dass Sie gar nichts mehr unternehmen können?

Alles gut und recht, mögen Sie nun denken, aber was ist, wenn ich so schlimm dran bin, dass ich gar keine Energie habe, auch nur den geringsten Heilungsschritt bei mir selbst vorzunehmen? In diesem Fall müssen wir zwei Fälle voneinander unterscheiden:

Erster Fall: Sie befinden sich in einem »Sumpf«, einem Zustand, bei dem Sie betreffend Schmerzen, Gefühle oder Verzweiflung so stark drinnen stecken, dass Sie alleine nicht mehr hinauskommen. Diesen Zustand haben wir bei der Besprechung der Pole Körper, Aura und Seele behandelt. Hier bringt das Zulassen der Empfindungen nichts mehr; Sie strampeln gewissermaßen im Leeren. Befinden Sie sich in einem solchen Sumpf, dann benötigen Sie vorerst Hilfe von außen, sprich Sie müssen irgendetwas zur Symptombekämpfung unternehmen. Hierzu eignen sich die unter den einzelnen Polen beschriebenen Maßnahmen, oder Sie gehen zu einem Heiler, Therapeuten,

Arzt oder dergleichen. Damit verschaffen Sie sich etwas »Luft«, damit Sie sich wieder Ihrer eigentlichen Heilung widmen können. Sobald Sie sich jedoch etwas aus dem Sumpf entfernt haben, ist es entscheidend, sofort wieder mit der Heilung zu beginnen, das heißt, die oben erwähnten vier Schritte durchzugehen. Zur Erinnerung: Sie stecken in der Regel in einem Sumpf, wenn der Zustand längere Zeit unverändert anhält.

Zweiter Fall: Die Situation ist sehr schlimm, aber Sie sind nicht im Sumpf. Sie erkennen dies daran, dass Ihre Empfindungen sich abwechseln, Sie haben also beispielsweise nicht nur Trauer, sondern auch Wut oder Sehnsucht, oder Sie haben starke Schmerzen, aber nicht die ganze Zeit. Trotzdem haben Sie den Eindruck, dass Ihnen die Kräfte unmöglich ausreichen, um eine Heilung vorzunehmen. Was nun? In diesem Fall gelingt die Heilung, auch wenn Sie es nicht glauben. Akzeptieren Sie also alle Empfindungen. Dies wird sehr viel Mut brauchen, denn Sie glauben ja, dass es nicht geht. Akzeptieren Sie Ihre Angst, nicht genügend Kräfte zu haben, oder Ihre Verzweiflung, in einer ausweglosen Situation zu stecken. Das Zulassen dieser Empfindungen heilt bereits! Sie müssen nichts denken, nichts unternehmen, nur liebevoll und dankbar akzeptieren und zulassen. Vergessen Sie nicht, jeder Mensch hat die Kraft für den eigenen Weg – dies ist ein Naturgesetz. Also werden auch Sie genügend Kraft haben!

Zu viele Eindrücke

Mitunter kann es bei der eigenen Heilung geschehen, dass wir zu viele Eindrücke haben, zu viele Empfindungen, die wir zulassen, und wir deshalb den Eindruck bekommen, den Boden unter den Füßen zu verlieren. Alles in unserer Umgebung scheint bei uns etwas auszulösen, wir können die Dinge nicht mehr einordnen und befinden uns auf einer wahren Achterbahn von Empfindungen. Wie gehen wir damit um?

Als erstes muss überprüft werden, ob wir wirklich auf unser Herz hören. Halten Sie einen Moment inne und erwägen Sie, ob das der Fall ist. Falls ja, dann können Sie ruhig die Achterbahn zulassen und haben die Gewissheit, dass Ihnen Ihr Herz rechtzeitig wieder eine Ruhepause gönnen wird. Denken Sie daran, dass die intensivste Heilung an unseren Grenzen stattfindet, es macht also nichts, wenn Sie eine Zeit lang den Boden unter den Füssen nicht mehr spüren.

Diese Bemerkung gilt aber nur, wenn Sie tatsächlich auf Ihr Herz hören. Es kann auch geschehen, dass wir fast süchtig auf intensive Empfindungen werden und alles ungefiltert auf uns wirken lassen und dabei zu kontrollieren vergessen, ob unser Herz tatsächlich einverstanden ist. Egal wie intensiv alles gerade ist, sind Pausen äußerst wichtig, um sich zu vergewissern, dass wir tatsächlich unserem Herzen folgen. Sind Sie nicht sicher, dann empfiehlt es sich, eine Ruhepause einzuschalten, in der Sie nichts unternehmen, nichts tun und einfach nur da sind und nachempfinden, was in der letzten Zeit geschehen ist.

Und wann sind wir gesund?

Auf diese Frage kennen wir bereits die Antwort: Wir sind dann gesund, wenn die Symptome uns nicht mehr betroffen machen. Wir sind nicht mehr betroffen, wenn entweder unsere Krankheit nicht mehr vorhanden ist oder wir sie akzeptieren. Deshalb hat Gesundheit – und ich werde nicht müde, dies ständig zu wiederholen – nichts mit der Abwesenheit von Symptomen zu tun, obwohl diese natürlich durchaus verschwinden können. Sondern: Sind wir auf unserem Weg, dann sind wir gesund.

In diesem Sinne ist Vergebung auch ein Zeichen von Gesundheit. Haben wir der Krankheit, dem Unfall, dem Erreger oder dem Täter vergeben, dann machen uns diese auch nicht mehr betroffen. Aber Achtung! Wir können nicht willentlich vergeben. Ob Gesundheit oder Vergebung, beides sind Resultate eines Prozesses oder eines Weges. Am Ende eines Wegstückes kommt die Vergebung von alleine. Häufige Sprüche wie »Du musst nur vergeben!«, »Du musst dich nur gesund fühlen!« und Ähnliches taugen deshalb nichts. Auch solche Affirmationen sind lediglich Symptombekämpfung, wenn nicht gleichzeitig eine echte Heilung stattfindet.

Ausdauer und Disziplin

Haben Sie sich entschieden, sich selbst zu heilen, ist Ausdauer und Disziplin gefragt. Die eigene Heilung ist wohl das Schwierigste, aber sicherlich auch das Lohnendste, das wir in Angriff nehmen können. Immer wieder werden wir jedoch Niederlagen und Rückschläge erleben und oft von vorne beginnen müssen. Ausdauer und Disziplin sind deshalb sehr wichtige Elemente der Heilung.

Dieses Vorgehen macht also nicht immer Spaß, aber – bitte vergessen Sie das nie – aus einer höheren Warte betrachtet sind nicht Gemütlichkeit, Spaß oder Luxus das Ziel im Leben, sondern der eigene Weg. Es geht um uns selbst. Es geht darum, dass wir Liebe werden, und dies darf ruhig auch herausfordernd sein!

Gehen Sie also diese Heilungsschritte immer wieder durch.

Unser Leben besteht aus ewigen Möglichkeiten zur Heilung. Immer wieder entsteht ein neuer Schmerz oder ein neues Symptom, und dann folgt Erleichterung, wenn dieser Aspekt von uns geheilt ist – bis zum nächsten Schritt. Wir werden es also nie »geschafft haben«, um uns dann bis ans Lebensende ausruhen zu können. Akzeptieren wir dies, dann geht alles viel einfacher.

Alles trägt zu unserer Heilung bei

Nicht nur unsere Krankheiten, sondern alles, was wir im Leben antreffen, dient der Heilung. Macht uns etwas betroffen, dann hat diese Situation oder dieses Erlebnis das Potential, uns zu heilen. Achten Sie also auch auf die Gefühle, den Schmerz oder die Verzweiflung, welche durch Ihre Wohnsituation, Ihre Beziehungen oder Ihre Arbeit ausgelöst werden. Für alle Situationen wird das gleiche schrittweise Vorgehen durchgespielt.

Ihr Alltag trägt dann zur Heilung bei, wenn Sie genau dort hinschauen, wo Sie gerade sind. Immer wieder höre ich Bemerkungen wie: »Ich werde mich meiner Heilung widmen, sobald ich Urlaub habe«, »Zuerst muss ich mein Projekt abschließen, sonst habe ich keine Zeit«, »Ich gehe es an, sobald die Kinder groß sind, jetzt muss ich funktionieren«. Alles Ausreden! Genau dort, wo Sie jetzt stecken, ist Heilung wichtig. Sie kommen auf diese Weise immer zu den genau richtigen Lektionen, die perfekt auf Sie zugeschnitten sind – viel besser als ein Kurs oder ein Meister.

Wir haben nun gesehen, wie wir uns selbst heilen. Aber wie sieht es mit anderen Menschen aus? Ist es vielleicht doch möglich, auch andere zu heilen? Dies ist das Thema des nächsten Kapitels.

8. KAPITEL

Andere heilen

In diesem Kapitel entdecken Sie

- wann anderen geholfen wird
  und wann nicht,

- Regeln, die beachtet werden müssen,

- Methoden, die bei der Heilung anderer
  eingesetzt werden,

- was Sie vermeiden müssen,

- und wie Sie einen eigenen Heiler finden.

IM LETZTEN KAPITEL WAR ICH SEHR DEZIDIERT UND FAND, MAN KÖNNE NUR SICH SELBER HEILEN. Bei anderen Menschen könne man zwar etwas auslösen, aber diese müssen dann trotzdem sich selber heilen. Dieser Grundsatz gilt natürlich immer noch. Wieso dann ein Kapitel zum Thema »andere heilen«? Nun, der Schamane kommt immer wieder mit kranken Menschen in Kontakt. Menschen suchen ihn auf, damit er sie heilt. In vielen alten Kulturen ist dies sogar die Kernaufgabe des Schamanen. Wir kommen also um das Thema nicht herum.

Vieles von dem, was unter der Heilung anderer Menschen verstanden wird, ist Symptombekämpfung. Das kann eine Zeit lang gut funktionieren, ist aber nicht das Thema dieses Buches. Die Frage ist deshalb: Wie geht ein Schamane, der konsequent seinen eigenen Weg geht und immer auf sein eigenes Herz hört, mit einem Kranken um? Was macht er, wenn jemand eine Heilung wünscht? Wie kann man helfen und dabei seinen eigenen Weg gehen? Um nach seinen Grundsätzen zu leben, müsste ein Schamane den Kranken in seinen Bemühungen unterstützen, wieder auf seinen eigenen Weg zu gelangen. Aber geht das? Es ist nämlich äußerst schwierig, wenn nicht unmöglich, herauszufinden, wo der Weg eines anderen Menschen durchgeht. In der Regel kann ein Mensch nur für sich alleine bestimmen, was sein Herz sagt. Andere können dies nicht wissen. Was tun wir also, wenn jemand zu uns kommt und uns um Heilung bittet?

In diesem Kapitel gehen wir diesen Fragen nach. Zuerst diskutieren wir, unter welchen Umständen wir uns auf die Heilung eines anderen Menschen einlassen, und dann betrachten wir Möglichkeiten, welche wir für diese Heilung einsetzen können. Seien Sie aber gefasst – alles in allem wird dies ein sehr kritisches Kapitel!

Unser Herz entscheidet, ob wir helfen

Beginnen wir von vorne: Als oberstes Prinzip geht der Schamane immer seinen eigenen Weg. Nichts hat Vorrang, auch nicht eine Bitte um Hilfe. Eine Hilfestellung unsererseits ist also nur dann auf unserem Weg, wenn unser Herz ja sagt dazu, sonst nicht. Ein Schamane hilft deshalb nie, wenn es nicht von Herzen kommt. Auch dann nicht, wenn der andere beteuert, unsere Hilfe sei auf seinem Weg, er lauthals protestiert, uns anfleht, und sogar dann nicht, wenn es offensichtlich ist, dass er ohne unsere Hilfe stirbt. Denn, wenn der Schamane auf sein eigenes Herzen hört, dann ist seine Hilfe oder Nicht-Hilfe im Sinne des Gesamtwohls. Es ist wichtiger, dass die Gesamtseele ihren Weg gehen kann, als dass das Leiden eines Einzelnen vermindert wird. Im Gegenteil, wenn das Herz nein sagt, dann muss der andere Mensch vielleicht sogar leiden, damit er sich echt heilen kann.

Dies klingt ziemlich radikal. Lassen wir also Menschen auf der Straße verbluten? Schauen wir zu, wie jemand sich ins Verderben manövriert, obwohl wir klar sehen, was los ist und was getan werden könnte? Seien Sie beruhigt, in der Praxis ist es selten so dramatisch – unser Herz sagt in der Regel durchaus ja in Notfällen. Der Grundsatz ist mir aber sehr wichtig: Unternehmen Sie keine Behandlung, wenn ihr Herz nicht ja sagt dazu! Hierzu müssen Sie natürlich ihr Herz spüren. Bitte erinnern Sie sich hierzu an das sechste Kapitel – dort haben Sie gelernt, wie Sie auf Ihr Herz hören.

189

Einige Regeln

Der oberste Grundsatz ist natürlich – eben habe ich es gesagt –, immer auf das eigene Herz zu hören. Trotzdem möchte ich hier einige weitere Regeln aufführen, die oft bei Hilfestellungen Gültigkeit haben. Sollte Ihr Herz es aber anders empfinden, dann folgen Sie dem Herzen und nicht diesen Regeln:

- Behandeln Sie nur Menschen, die damit auch einverstanden sind. Auch wenn Sie den Eindruck haben, ein anderer Mensch müsse unbedingt sein Leben ändern, gewisse Themen angehen oder alte Wunden heilen oder auch wenn Sie ihm sehr nahe stehen – ist er nicht einverstanden, dann tun Sie nichts. Jeder Mensch trägt die Verantwortung über sein eigenes Leben. Die einzige Ausnahme zu dieser Regel sind kleine Kinder oder Menschen, die aus anderen Gründen ihr Einverständnis nicht geben können. Hier entscheidet Ihr Herz.
- Es ist oft wichtiger, dass Sie Verständnis zeigen, als dass Sie konkrete Handlungen vornehmen. Es ist die Verbindung zwischen Ihnen und Ihrem Patienten, welche einen heilenden Einfluss hat. Hören Sie genau zu oder beobachten Sie exakt, was in Ihrem Patienten vorgeht.
- Seien Sie dankbar für die Gelegenheit, etwas über einen Menschen zu erfahren und ihm nahe zu sein. Erwarten Sie aber auf der anderen Seite keinen Dank von ihm.

Die Krankheit in uns selber suchen und heilen

Während wir uns mit der anderen Person befassen, müssen wir uns immer im Klaren sein, dass es auch um uns geht. Alles, was wir wahrnehmen, hat immer auch mit uns selbst zu tun. Jeder Patient weist also auf unseren eigenen Heilungsbedarf hin. Seine Krankheit ist immer auch unsere Krankheit. Und unsere Krankheit können wir wiederum nach dem im letzten Kapitel aufgezeigten Vorgehen in vier Schritten angehen. Jeder Patient gibt uns also die Gelegenheit, uns ein Stück weiter selbst zu heilen. Manchmal wird der Patient schon dadurch gesund, dass wir das Thema in uns angegangen sind.

Bei jeder Beratung frage ich mich, was das diskutierte Thema mit mir selber zu tun hat, und immer hat es eine wichtige Mitteilung für mich. Zum Beispiel habe ich gerade jetzt, während ich dieses Kapitel schreibe, Klienten, die selber in helfenden Berufen tätig sind. Nicht nur das, sondern ich treffe mehr Situationen an, in denen Entscheidungen von mir verlangt sind, ob ich helfen soll oder nicht. Vorhin (ich bin gerade in Paris) beobachtete ich einen Mann, der in einem Straßencafé rückwärts vom Stuhl fiel und reglos dalag. Hier sagte mein Herz nein zur Hilfe, und in Kürze rannten genügend andere Leute zu ihm.

Methoden, um andere zu unterstützen

Nach all diesen Grundsätzen und Regeln hier einige Methoden, die dem Schamanen im Kontakt mit Hilfesuchenden zur Verfügung stehen. Diskutieren möchte ich konkret:
- Für andere eine schamanische Reise machen
- Andere bei der Heilung ihrer Wunden unterstützen
- Handauflegen
- Rituale für andere durchführen
- Die Heilung auf Distanz

Die schamanische Reise für andere

Da in der spirituellen Welt alles miteinander verbunden ist, können Sie durchaus eine schamanische Reise für andere Personen durchführen. Idealerweise stellt Ihr Patient Ihnen die Fragen während Ihrer Reise und Sie erzählen laut, was Sie sehen oder was Ihr Helfer Ihnen sagt. Diese Technik braucht etwas Übung, damit Sie dabei den Kontakt mit der spirituellen Welt nicht verlieren.

Übung: Bitten Sie eine andere Person, ihnen während Ihrer schamanischen Reise Fragen zu stellen. Erzählen Sie laut genau das, was Sie sehen. Interpretieren oder erklären Sie nichts, sondern schildern Sie alles so neutral wie möglich. Fragen Sie Ihren Helfer am Ende um weitere wichtige Informationen, die von den Fragen noch nicht ausreichend behandelt wurden.

In aller Regel wird der Helfer die Fragen so beantworten, dass die Entwicklung des Patienten gefördert wird. Sie können aber dies unterstützen, indem Sie den Patienten auffordern, auch solche Fragen zu stellen. Zum Beispiel: Was ist die Mitteilung meiner Krankheit? Welche Behandlungsart liegt auf meinem Weg? Welche alten Wunden bestehen und wie kann ich sie heilen?

Eine Klientin kam zu mir und bat mich um eine schamanische Reise wegen starker Anfälle von Migräne. Hier ein Ausschnitt der Reise und der Fragen. Ich leitete Ihre Fragen immer an meinen spirituellen Helfer weiter:

»Was soll ich wegen meiner Migräne tun?«

Mein spiritueller Helfer umarmte die Frau und strich ihr durchs Haar. Er fand: »Du musst nichts machen! Entspann dich einfach!«

»Das kann ich nicht! Ich versuche es, es geht nicht!«

Mein Helfer legte sie hin und fand: »Lieg einfach hin, schließe die Augen und träume.«

Meine Klientin wurde fast wütend und sagte nochmals: »Ich

sagte schon mal, dass dies nicht geht, ich will einen konkreteren Vorschlag!«

So ging das eine Weile weiter, auf verschiedene Arten versuchte mein Helfer der Frau klar zu machen, dass sie in eine innere Ruhe kommen und die Dinge zulassen müsse. Ich fragte den Helfer dann schließlich, wie sie das könne, worauf der fand: »Sie muss sich still hinsetzen und alle Gefühle zulassen, die dabei aufkommen. Sie hat Wunden, die verlangen, dass immer etwas läuft, immer etwas gemacht wird und dass es immer in ihrem Sinne sein muss. Diese Wunden werden geheilt, wenn sie nichts tut und die Empfindungen dabei zulässt.«

Nach der Reise hat es noch einiges an Überredungskunst meinerseits benötigt, um sie zum Nichtstun zu animieren. Sie tat es aber, sie erlebte heftige Gefühle, und die Migräne verschwand tatsächlich.

Wenn Sie schamanische Reisen für andere machen, werden Sie öfters erleben, dass Ihre Klienten nicht einverstanden sind oder gegen Vorschläge protestieren oder diese gänzlich unmöglich finden. Lassen Sie sich dadurch nicht beirren und weisen Sie den Klienten darauf hin, dass seine Empfindungen gerade für seine eigene Heilung verwendet werden können. Und seien Sie auch nicht betrübt, wenn er überhaupt nicht darauf eingeht: Sie haben keine Verpflichtung, dass ein anderer tatsächlich seinen Weg geht, auch wenn er Sie für die Unterstützung bezahlt. Unterlassen Sie es aber nie, zu beobachten, was sein Nichtmitmachen bei Ihnen auslöst.

Von Vorteil ist es, das im vorhergehenden Kapitel beschriebene schrittweise Vorgehen mit Ihren Patienten durchzuspielen und die einzelnen Schritte mit einer schamanischen Reise zu unterstützen. Fragen Sie also zum Beispiel, welche Möglichkeiten zur Heilung zur Verfügung stehen und – nur wenn dies der Patient selber nicht kann! – wie das Herz entscheiden würde.

Unterstützung bei der Heilung der Wunden

Heilung bedingt, dass wir den Schmerz, die Gefühle und die Verzweiflung zulassen. Mit einer guten Begleitung ist es oft einfacher, diese Empfindungen anzunehmen. Viele Menschen erachten Schmerz, Gefühle und Verzweiflung als etwas Negatives, und es ist schon viel erreicht, wenn Sie ihnen die Erlaubnis geben, diese zuzulassen. Versichern Sie Ihren Klienten, dass Weinen und Verzweiflung keine Schwächen sind.

Übung: Fordern Sie die zu unterstützende Person immer wieder auf, die eigenen Empfindungen voll und ganz zuzulassen. Weint beispielsweise ein Patient, dann sagen Sie ihm immer wieder: »Lassen Sie Ihre Trauer voll und ganz zu.« Nach einer Weile (Größenordnung: eine Viertelstunde) fordern Sie ihn auf, tief durch das Herz zu atmen und die Trauer dorthinein fließen zu lassen (vergleichen Sie hierzu die Übung im sechsten Kapitel). Fragen Sie ihn anschließend, ob weiterer Schmerz, Gefühle oder Verzweiflung vorhanden sind und wiederholen Sie das Vorgehen mit der neuen Empfindung. Der Klient wird sich danach in aller Regel sehr erleichtert fühlen. Übertreiben Sie es aber nicht; zwei bis drei solcher Runden hintereinander sind in der Regel genug für eine Sitzung.

Handauflegen

Die Heilung der Wunden können Sie unterstützen, wenn Sie Ihre Hände auf den Körper des Patienten legen.

Übung: Fordern Sie Ihren Klienten dazu auf, seine Empfindungen voll und ganz zuzulassen. Halten Sie zusätzlich

Ihre Hände auf seinem Körper. Folgen Sie dabei Ihrer Intuition, ohne viel darüber nachzudenken. Es ist auch hilfreich, vorgängig eine schamanische Reise zu unternehmen, in der Sie Ihren Helfer fragen, wo und wie Sie Ihre Hände am besten hinhalten.

Bei mir bewährt es sich, die linke Hand auf mein Herz zu legen und die rechte auf den Patienten. Dabei muss ich den Klienten selten direkt berühren, meist unterstützte ich mehr, wenn ich die Hand in die Aura halte.

Rituale

In vielen Völkern unterstützen Rituale aller Art den Heilungsvorgang. Auch heutzutage wird oft vermutet, dass das ganze Ritual um die Medizin (der weiße Kittel, das Drumherum in einem Spital) ebenfalls viel zur Heilung beiträgt.

Ein Ritual ist eine Handlung im Außen, die dazu dient, den inneren Weg zu unterstützen. Ein Ritual funktioniert umso besser, je stärker eine Verbindung zwischen der konkreten Handlung und der inneren Heilung gemacht wird. Dies ist der Grund, wieso Rituale oft mit sehr viel Theatralik durchgeführt werden. Dies fesselt die Aufmerksamkeit des Patienten und fördert damit seine Verbindung zur Handlung.

Es hilft, wenn die äußere Handlung einen Zusammenhang mit der Heilung hat. Geht es um Loslassen, dann können Sie etwas verbrennen, geht es darum, Schmerzen zulassen, dann zerreißen Sie ein Stück Papier in immer kleinere Stücke, oder geht es um eine alte Wunde, die mit den Eltern zu tun hat, dann stellen Sie die damalige Situation mit Puppen oder Kissen dar. Es sind hier keine Grenzen an Ihre Fantasie gesetzt! Wenn Ihnen spontan nichts in den Sinn kommt, dann unternehmen

Sie eine schamanische Reise und fragen Ihren Helfer nach einem geeigneten Ritual.

Achten Sie aber darauf, dass Ihr Ritual nie zum Selbstzweck wird. Diese Gefahr ist sehr groß, und ich beobachte häufig, wie das Ritual wichtiger wird als die Heilung selbst. Das darf nicht geschehen! Hören Sie also immer sehr genau auf Ihr Herz, bevor Sie ein Ritual durchführen. Ich selber übe deshalb äußerste Zurückhaltung bei Ritualen und versuche der Sache lieber direkt auf die Spur zu kommen.

Trotzdem ein Beispiel: Manchmal nehme ich Personen, die Mühe damit haben, Ihre Gefühle zuzulassen, an einen bestimmten Kraftort neben einem Fluss (die Teufelsbrücke, eine ehemalige Furt an der Reuss bei Windisch) mit. Dieser Ort hat viel mit Gefühlen zu tun, aber schon allein die Tatsache, dass ich es speziell erwähne, Geschichten über den Ort erzähle und wir auf einem engen, mystischen Pfad zu dieser bewaldeten und einsamen Stelle hinuntersteigen, trägt viel dazu bei, dass die Gefühle wirklich frei zugelassen werden. Immer wieder erlebe ich Menschen, die spontan weinen, wenn Sie dort sind, auch wenn sie sonst sehr viel Mühe mit Gefühlen haben.

Heilung auf Distanz

Ein Schamane muss nicht in der Nähe seines Patienten sein, um ihn bei der Heilung zu unterstützen. In der spirituellen Welt sind Zeit und Raum aufgehoben, sodass die Verbindungen ebenso bestehen, wie wenn die beiden sich im gleichen Raum befinden. Alle hier dargestellten Methoden können auch über Distanz angewendet werden. Dabei muss die Person genau definiert sein, damit die Bemühungen nicht auf den falschen Menschen gerichtet werden.

Übung: Bitten Sie Ihren Patienten um Einverständnis, bevor Sie eine Heilung auf Distanz vornehmen. Bei der Heilung empfehle ich die Unterstützung Ihres spirituellen Helfers. Stellen Sie ihm Ihr Anliegen vor und folgen Sie seinen Anweisungen. Beispielsweise wird er Sie dazu auffordern, sich vorzustellen, der Patient liege vor Ihnen und Sie würden die Hände hinhalten, als sei er real dort.

Achten Sie bei der Heilung auf Distanz, dass Sie diese Möglichkeiten nicht missbrauchen. Es gelten immer noch die gleichen Regeln von oben: Der Patient muss einverstanden sein, Sie müssen auf Ihr Herz hören und so weiter. Es ist für viele verlockend, auf Distanz an anderen Menschen herumzumanipulieren, weil dies ein Gefühl von Macht verleiht. Ich habe schon gesehen, wie gewisse Leute ständig andere Menschen, über die sie beispielsweise in der Zeitung gelesen hatten – Tsunami-Opfer oder unerlöste Menschen aus der Vergangenheit und dergleichen –, heilten, ohne diese überhaupt zu kennen. Sie fühlten sich aber verpflichtet, etwas zu unternehmen. Auf sich selber und auf den eigenen Heilungsbedarf schauten Sie aber nie. Dies ist keine Heilung im Sinne dieses Buches! Darauf angesprochen, dass dies Manipulation sei, erhalte ich die Antwort, dass es zumindest nichts schade. Stimmt das? Ich bat meinen spirituellen Helfer um seinen Kommentar zu dieser Bemerkung: »Der Schaden entsteht vor allem beim ›Heiler‹. Dieser verliert dabei sehr viel Energie, die für den eigenen Weg nicht mehr zur Verfügung steht. Auch für das ›Opfer‹ ist es selten gut, denn der Heiler weiß meist nicht, was förderlich ist für einen anderen Menschen und was nicht, auch wenn er dies behauptet.«
Die Quintessenz: Heilen auf Distanz geht, aber seien Sie bitte zurückhaltend damit!

Wer kann heilen?

Jeder kann heilen. Jeder erfüllt die Voraussetzungen, denn wir alle können uns selbst heilen, dabei auf unser Herzen hören und mit der spirituellen Welt Kontakt aufnehmen. Jeder, der sich selber heilt, ist automatisch auch ein Heiler. Wir müssen nichts anderes tun, als den Patienten als Teil unseres eigenen Weges anschauen.

Jeder ist zwar zum Heilen fähig, was aber noch lange nicht heißt, dass jeder, der sich als Heiler bezeichnet, auch so vorgeht. Dieses Vorgehen ist eine gänzlich andere Geschichte, als Symptome zu entfernen. Letzteres benötigt zwar große Fertigkeit, ist aber in den meisten Fällen nicht förderlich für den eigenen Weg des Patienten. Wenn Sie es verstehen, Ihren Weg zu gehen, dann sind Sie (meine Meinung!) der bessere Heiler als jemand, der sehr geschickt Symptome zum Verschwinden bringt. Sicher, Sie werden weniger Aufsehen erregen, meistens weniger Anerkennung bekommen, damit vermutlich weniger Geld verdienen und so weiter – aber Sie heilen an der wirklichen Basis.

Alles in allem sind deshalb diejenigen Menschen, welche Krankheiten durchgemacht und daraus Erkenntnisse gewonnen haben, die besten Heiler. Sie wissen in der Regel, um was es geht.

Die Umgebung, in der wir heilen

Über die Einrichtung der Räumlichkeiten, in denen die Heilung stattfinden soll, wird viel gesagt und geschrieben. Mit Kristallen, Feng-Shui, Farben, Musik und dergleichen sollen eine heilende, beruhigende Atmosphäre geschaffen und die Räume eingestimmt werden. Viele Heiler kleiden sich zudem auf eine besondere Art oder treten mit bestimmten Gebärden auf.

Hier gilt meistens, dass diejenigen, die etwas können, keine solchen Dinge nötig haben. Meine Empfehlung: Richten Sie Ihre Heilungsumgebung so ein, dass Ihnen wohl ist. Achten Sie nicht auf Ihre Patienten. Die Umgebung muss nicht beruhigend, energetisierend oder sonst etwas sein, sondern sie muss zu Ihnen passen, denn es kommen auch diejenigen Patienten zu Ihnen, die zu Ihnen passen. Versuchen Sie ferner, in der Umgebung nichts zu manipulieren und keine Veränderungen in der Aura oder in der Stimmung des Raumes vorzunehmen. Als Regel ist es umso besser, je »normaler« alles ist.

Hier ein Beispiel, wie es nicht gemacht werden soll: Eine Heilerin, die sich auf Fernbehandlungen spezialisierte, hatte überall in ihrer Wohnung, die gleichzeitig als Praxis diente, Bilder ihrer Patienten aufgestellt, zusammen mit Kristallen und anderen Steinen aller Art. Zudem hatte sie verschiedene Geräte und Apparaturen, welche ebenfalls die Heilung hätten unterstützen sollen. Die Wohnung war als Folge sehr dicht mit verschiedenster Energie gepackt. Alles war so stark, dass sie selbst nachts nicht mehr schlafen konnte. Ihr war in Ihrer eigenen Wohnung nicht mehr wohl.

Auf der anderen Seite habe ich schon Schamanen angetroffen, bei denen von außen nichts auf Ihre Fähigkeiten hindeutete, weder Ihr Wohnraum noch Ihre Kleidung. Dies empfand ich immer als echt und tiefgehend.

Wie soll nicht geheilt werden?

Es ist immer gut, auch die andere Seite anzuschauen. Was sollen wir beim Heilen anderer unterlassen? Vieles wissen Sie bereits aus dem bisher Gesagten, aber hier nochmals explizit einige Regeln, die jedoch wiederum – falls das Herz dies so empfindet – natürlich gebrochen werden dürfen.

- Manipulieren oder verändern Sie nichts in der Aura oder in der Seele. Die Veränderungen dort sollen die Folge einer Heilung sein und nicht umgekehrt. Das heißt, Sie helfen dem Patienten, eine echte Heilung zu vollziehen, womit seine Aura und seine Seele von alleine gesund werden. Verändern Sie bereits zu Beginn etwas in der Aura, dann nehmen Sie dem Patienten die Gelegenheit, sich selbst von Grund auf zu heilen. Solche Manipulationen sind nur dann angebracht, wenn die Person im Sumpf der Gefühle oder der Verzweiflung ist. In diesem Fall müssen Sie aber die Person darauf aufmerksam machen, dass eine eigene Heilung folgen muss.

- Sie wissen es mittlerweile, aber ich sage es dennoch: Vermeiden Sie Symptombekämpfung aller Art. Sie nehmen damit dem Patienten nicht nur die Gelegenheit, sich selbst zu heilen, sondern oft wird das Symptom in einer anderen Form und an einer anderen Stelle auftauchen. Der Schaden ist somit langfristig größer als der Nutzen.

- Schieben Sie nie die Verantwortung für Ihr Tun an höhere Mächte ab. Auch wenn Ihr spiritueller Helfer Ihnen beisteht, auch wenn Sie sich als »Kanal Gottes« verstehen, Sie müssen trotzdem die volle Verantwortung über alles, was Sie sagen oder tun, übernehmen. Die Aussagen Ihres Helfers oder Ihr sonstiger Kontakt mit der spirituellen Welt werden immer durch Sie gefiltert, und jeder Mensch hat noch seine Wunden und Themen, die dann die Aussage beeinflussen.

- Auf der anderen Seite dürfen Sie Ihren Patienten keine Verantwortung abnehmen. Diese müssen immer selber entscheiden, ob sie einer Empfehlung Folge leisten oder einer schamanischen Reise glauben wollen oder nicht. Dies wird

Ihre Patienten nicht freuen, denn viele folgen nur zu gerne blindlings, was ihnen auch immer aufgetischt wird. Sie sind sogar bereit dafür zu zahlen, dass ihnen die Verantwortung abgenommen wird. Lassen Sie dies nicht zu, auch wenn Sie dadurch Patienten verlieren und weniger verdienen.

Nochmals: Diese Regeln sind nicht absolut. Es gibt immer Ausnahmen, immer Situationen, in denen Sie vielleicht doch die Verantwortung für jemand anders übernehmen (zum Beispiel Kinder) oder in denen Sie Symptombekämpfung machen (zum Beispiel wenn jemand im Sumpf des Schmerzes ist). Ihr Herz entscheidet.

Hier nochmals eine Geschichte, welche wiederum zeigt, wie es nicht laufen soll. Eine Frau suchte für Ihre Symptome jeweils einen Heiler im hierfür bekannten Kanton Appenzell auf. Dieser legte jeweils seine Hände an verschiedene Stellen des Körpers und verabreichte ihr zusätzlich spezielle Kügelchen. Beides zusammen führte immer dazu, dass ihre Symptome in wenigen Tagen verschwanden. Sie lobte den Heiler weit und breit, denn egal, mit was sie kam – und es waren immer mehr Symptome –, immer hatte er Erfolg. Schließlich fragte sie ihn, ob er nicht auch etwas gegen die Aggression und Wildheit ihres Sohnes wisse. Es sei kein Problem, er würde eine Fernbehandlung machen und gab ihr für den Sohn einige Kügelchen mit, und der Sohn wurde tatsächlich friedlich, was sie restlos von den Qualitäten des Heilers überzeugte. Die Frau klagte zwar noch über eine unklare Unzufriedenheit, aber alles in allem ging es ihr – von außen betrachtet – gut. Dann, ganz plötzlich und unerwartet, ging alles nicht mehr. Die Frau fiel in eine Depression und saß, unfähig etwas zu tun und ohne irgendwelche Zukunftshoffnungen, zu Hause herum und musste von ihrer Teilzeitstelle krankgeschrieben werden. Jetzt ist sie in psychiatrischer Behandlung und nimmt Medikamente. Gleichzeitig brach der Sohn bei einem spektakulären Skiunfall eine ganze Reihe von Knochen und muss, ebenfalls untätig, zu Hause bleiben.

Leider ist diese Geschichte ziemlich typisch. Der Appenzeller Heiler weiß übrigens nichts vom Ausgang. Die Frau kommt einfach nicht mehr. Für ihn waren alle Behandlungen erfolgreich. Ob die jetzige Behandlung die Frau wieder auf ihren Weg bringt, ist unklar, denn nach wie vor sind Wege kein Thema für sie – sie will einfach wieder funktionieren.

Wann soll eine Behandlung beendet werden?

Wann sollen Sie die Behandlung stoppen? Mögliche Gründe, eine Behandlung einzustellen, sind:

- Brechen Sie eine Behandlung ab, wenn Ihr Herz nicht mehr einverstanden ist. Da Ihr Herz nur im Jetzt entscheiden kann, müssen Sie immer wieder nachfragen. Vielleicht haben Sie ja Ihren Teil gelernt oder geheilt, auch wenn der Patient immer noch Symptome aufweist.
- Wenn der Patient nicht mehr will. Ob er nun – nach Ihrem Blickwinkel – wieder geheilt ist beziehungsweise seinen Weg gefunden hat oder nicht, spielt dabei keine Rolle. Denken Sie daran, es geht immer um Ihren Weg, nicht um seinen.

Sie sehen, es geht gar nicht darum, ob der Patient nun gesund ist oder nicht. Sie brechen dann ab, wenn es Ihr Herz verlangt. Und damit machen Sie das Beste für das Gesamtwohl.

Wie finde ich einen Heiler?

Schauen wir noch die umgekehrte Situation an. Auf was müssen wir achten, wenn wir uns selber in Behandlung geben wollen? Wie finden wir einen geeigneten Heiler? Hier einige Punkte, die es zu beachten lohnt:

- Der Heiler soll an Entwicklung und nicht an Symptombekämpfung interessiert sein. Dies erkennen Sie daran, dass er keine diesbezüglichen Versprechen macht und nicht behauptet, dass die Sache »einfach« wird.

- Achten Sie nicht darauf, ob die Krankenkasse die Kosten übernimmt oder nicht. Falls Sie die Behandlungskosten selber übernehmen müssen und diese auf Ihrem Weg sind, dann werden Sie auch zum notwendigen Geld kommen. Eigene Wege – wir haben das schon gesehen – geben Ihnen die nötigen Ressourcen. Oft ist es sogar so, dass der Behandlungserfolg größer ist, falls Sie die Kosten selber berappen.

- Der Heiler muss auch an seiner eigenen Entwicklung interessiert sein. Er darf von sich nicht mehr behaupten, dies nicht mehr nötig zu haben, zum Beispiel weil er erleuchtet sei. Es gibt niemand, der nicht noch etwas zu lernen hätte!

- Es muss dem Heiler gleich sein, ob Sie lange oder kurz kommen. Diese Entscheidung überlässt er gänzlich Ihnen, und sie ist nicht von seinen Geschäftsinteressen beeinflusst. Auch wird er es Ihnen überlassen, wie häufig Sie zu ihm kommen. Es ist deshalb ein nützliches Zeichen, wenn der Heiler noch andere Einnahmequellen aufweist – so ist das Risiko kleiner, dass er sich von einem materiellen Interesse leiten lässt.

- Lassen Sie sich weder von der Werbung noch von der Aufmachung eines Heilers blenden. Hören Sie auf Ihr Inneres, der richtige kommt zur richtigen Zeit.

- Lassen Sie sich von Ihrem Umfeld nicht dazu überreden, einen Heiler zu besuchen, wenn Sie dies selbst nicht wollen. Wir sind eine Gesellschaft, die gerne für alles eine Unterstützung erhält oder jemanden beauftragt, welcher für uns die Verantwortung übernimmt. Dies mag ein schlechtes Gewissen auslösen, wenn Sie nicht gehen, aber hören Sie nur auf sich selbst.

- Und – natürlich – Ihr Herz muss einverstanden sein!

Auf was es ankommt

Dies war ein kritisches Kapitel! Ich will Sie nicht vom Heilen anderer abbringen, aber hier wird meines Erachtens so viel Unfug getrieben, dass ein solches Kapitel zwangsläufig kritisch herauskommt. Dabei ist die Essenz eigentlich sehr einfach: Wenn Sie lieben und Sie selbst sind oder werden, entsteht bereits so viel Energie, dass es nicht wirklich darauf ankommt, was Sie konkret tun. Werden Sie Sie selbst, gehen Sie Ihren Weg, und Ihre Behandlung wird genau die richtige sein. Sie müssen auf sonst gar nichts achten.

9. KAPITEL

Themen im Außen sind Themen im Innen

In diesem Kapitel entdecken Sie

- wieso Themen im Außen auf inneren Heilungsbedarf hinweisen,

- wie Sie dank äußerer Probleme sich selbst heilen,

- wie Sie Ihre Krankheit auch im Außen finden,

- wie Sie sich in Verbindung mit der Erde heilen,

- und die Bedeutung der Natur für Ihre Heilung.

WIE AUSSEN, SO INNEN, WIE OBEN, SO UNTEN – SOLCHE AUSSAGEN KENNEN SIE SICHERLICH. Für den Schamanen sind diese Entsprechungen überaus bedeutungsvoll und bieten ihm ein wichtiges Arbeitsmittel. Er sagt: Setze ich an einer Stelle mit der Heilung an, dann wird alles andere ebenfalls geheilt. »Alles andere« ist dabei sehr weit gefasst und beinhaltet alles, wirklich alles, was wir wahrnehmen können. So ist beispielsweise jedes Problem, welches wir im Außen feststellen – seien dies nun unsere persönlichen Probleme oder die Themen der Welt –, mit unseren eigenen körperlichen Symptomen verbunden, und umgekehrt ist jedes unserer Symptome irgendwo im Außen sichtbar. Es ist deshalb egal, wo wir mit der Heilung ansetzen, Sämtliches wird beeinflusst. Lösen wir das äußere Problem, dann trägt dies zu unserer körperlichen Heilung bei, und heilen wir unseren Körper, so trägt dies zur Lösung des äußeren Problems bei.

Wieso ist das so? Deshalb, weil wir nur dann etwas wahrnehmen, wenn wir auf irgendeine Art mit dieser Sache verbunden sind. Und wir können uns nur mit etwas verbinden, wenn wir etwas in uns haben, was dieser äußeren Sache entspricht. Wir benötigen also beispielsweise ein körperliches Symptom, ein Gefühl oder Verzweiflung, damit wir ein äußeres Problem erst wahrnehmen, und umgekehrt können wir nur ein körperliches Symptom, ein Gefühl oder Verzweiflung haben, wenn auch ein äußeres Problem besteht. Vergleichen wir dies mit einem technischen Gerät: Dieses können wir nur am Strom anschließen, wenn die Stecker zusammenpassen. Das Gerät und der Stromanschluss müssen also eine Entsprechung haben.

Konkret funktioniert diese Verbindung über die Chakren. Wir haben bereits früher gesehen, dass alles (auch eine Idee, ein Projekt oder ein Problem) nicht nur beseelt ist, sondern auch eine Aura und Chakren besitzt. Damit wir nun etwas wahrnehmen können, müssen sich unsere Chakren mit den Chakren des anderen verbinden. Wir haben ebenfalls gesehen, wie unsere körperlichen Symptome in unseren Chakren sichtbar sind und deren Form verändern. Und je nach der Form unserer Chakren verbinden wir uns mit anderen Dingen im Außen. Sind wir nun krank (unsere Chakren sind verändert), so nehmen wir diese Krankheit auch im Außen wahr (die Chakren verbinden sich mit Dingen, welche dieser Krankheit entsprechen). Oder – anders herum – wir nehmen nun diejenigen Probleme im Außen wahr, welche sich mit unseren kranken Chakren verbinden. Heilen wir uns, so verändert sich wiederum die Form der Chakren, und wir nehmen deshalb das Außen anders und geheilt wahr.

Wegen diesen Entsprechungen ist es nun möglich, alles im Außen für unsere Heilung anzuwenden: Die Probleme der Welt, diejenigen unserer Nachbarschaft und Familie oder unsere persönlichen Herausforderungen, sei es beim Arbeiten oder in Beziehungen, hängen somit alle mit unseren Krankheiten zusammen. Es bestehen ganze Ketten, ja ganze Netzwerke von Entsprechungen, und egal, wo wir mit der Heilung ansetzen, werden alle Elemente der Kette oder des Netzwerks mitgeheilt. Wenn wir also zum Beispiel den Schmerz, die Gefühle oder die Verzweiflung eines äußeren Problems zulassen, wird gleichzeitig unser Inneres mitgeheilt. Und selbstverständlich gilt immer auch das Umgekehrte: Heilen wir unser Inneres, so löst sich das äußere Problem ebenfalls.

Dies mag zwar auf den ersten Blick radikal, ungewohnt und verwirrend wirken, gibt uns aber riesige Chancen bei der praktischen Heilung. Wir können nämlich unsere Heilung an der

Stelle in der Kette ansetzen, wo wir den besten Zugang haben oder es am einfachsten ist. Es kommt also nicht darauf an, wo wir beginnen, Hauptsache wir finden Gelegenheiten, um uns zu heilen, sprich Möglichkeiten, um unseren Schmerz, unsere Gefühle oder unsere Verzweiflung zu spüren.

In diesem Kapitel werden wir uns solchen Entsprechungen widmen. Wir werden an verschiedenen Orten der Kette beginnen und an konkreten Beispielen die Zusammenhänge zu anderen Elementen der Kette erkennen. Wir werden also sehen:

- was die Probleme der Welt mit uns selbst zu tun haben und wie wir sie verwenden, um uns zu heilen,
- wie unsere persönlichen Probleme mit unseren Krankheiten verbunden sind und wie sie uns bei der eigenen Heilung unterstützen,
- wie wir die Entsprechungen unserer Krankheiten in unserer Umgebung finden und so Heilungsmöglichkeiten entdecken,
- wie wir ganze Netzwerke von Verknüpfungen erkennen und so an der effizientesten Stelle bei der Heilung ansetzen können.

Bei all diesen Entsprechungen ist für den Schamanen der Kontakt mit der Erde sehr wichtig. Deshalb werden wir uns am Ende des Kapitels speziell unserer Beziehung mit der Erde widmen. Ebenfalls werden wir einige andere Themen ansprechen, welche sich aus dieser Verbundenheit ableiten lassen.

Die Probleme der Welt sind auch in uns

Die Welt ist voller Probleme. Jeden Tag lesen wir von Krieg, Hungersnöten, politischen Konflikten, Armut, der Zerstörung der Natur, von Klimawandel, Überbevölkerung und vielem mehr. Machen uns solche Probleme betroffen, finden wir sie auch in uns und haben so die Möglichkeit, uns zu heilen. Auch dann, wenn sie Tausende von Kilometern weit weg sind und gänzlich andere Kulturen betreffen. Wählen wir hierzu als Beispiel die drohende Verknappung von Erdöl. Hier drei mögliche Glieder einer Kette von Entsprechungen:

- Wir machen uns Sorgen, dass wir in Zukunft nicht genügend Energie haben.
- Wir suchen dieses Problem auch in uns und entdecken tief unten eine Angst wegen mangelnder Kraft, nicht zu überleben oder etwas nicht zu schaffen.
- Wir sehen, dass dieses Thema auch zu körperlichen Symptomen geführt hat. Mit Übergewicht haben wir Reserven für schlechte Zeiten angelegt. So hoffen wir unbewusst, auch bei Mangel genug Energie zu haben.

Die Heilung kann nun bei allen drei Gliedern der Ketten begonnen werden. Lassen wir die Angst über schwindende Erdölreserven zu, so gewinnen wir nach und nach das Vertrauen, dass wir es in unserem Leben schaffen, und das Symptom Übergewicht ist nicht mehr notwendig. Wir können aber auch an unserem Übergewicht ansetzen, dann schwindet auch unser Problem mit den nachlassenden Erdölreserven.

Beachten Sie jedoch: Heilung heißt nicht, dass das Symptom vergeht, sondern nur, dass es uns nicht mehr betroffen macht. Haben wir dieses Thema geheilt, so gibt es deshalb nicht mehr Erdöl, aber der Mangel davon macht uns nicht mehr betroffen.

Betrachten wir nun einige Fallbeispiele verschiedener Menschen, die zu diversen Weltproblemen solche Entsprechungen entdeckt und geheilt haben. Beachten Sie, dass die Interpretationen – wie immer bei solchen Dingen! – von Mensch zu Mensch verschieden ist. Sie müssen also Ihre eigenen Entsprechungen finden.

Krieg: Ein Mann berichtete: »Bei Kriegen stört mich die Macht und die Gewalt. Nicht nur, dass einzelne Länder andere besiegen, sondern auch, dass Armeen sehr autoritär aufgebaut sind. Immer werden andere Menschen von den Mächtigen missbraucht, mit Macht und Gewalt werden andere gezwungen, Dinge zu tun, die sie im Kern gar nicht wollen. Viele müssen also für die Macht von Wenigen leiden und ihnen helfen, deren Ziele zu erreichen. In meinem Leben beobachte ich das Gleiche: Immer versuchen mich andere dank ihrer Machtstellungen dazu zu zwingen, ihre Ziele zu erreichen. Das war mein ganzes Leben so, nie getraute ich mich, meinen eigenen Weg zu gehen. Nun habe ich steife Hüften und kann kaum mehr gehen.« Dieser Mann kann sich nun heilen, indem er seine Wut über den Krieg zulässt. Dies ist die gleiche Wut, welche in den schmerzenden Hüftgelenken steckt.

Immigration: Eine Frau erzählte: »An Ausländern stört mich, dass sie so anders sind und meine Sprache nicht sprechen. Ich fühle mich fremd im eigenen Land. Ich fühle mich verlassen und ohne Sicherheit. Nirgends finde ich Sicherheit, nicht einmal in meinem eigenen Land, wo ich eigentlich ein Anrecht darauf hätte. Dies löst bei mir Wut und Verzweiflung aus.« Beim Zulassen der Gefühle merkte die Frau, dass diese Themen aus ihrer Kindheit stammten, wo sie sich in ihrer eigenen Familie fremd und ohne Geborgenheit fühlte. Über die Jahre hatte sich das Thema auch in einer unregelmäßigen und viel zu kurzen Menstruation geäußert, wie wenn der Körper die nötige Geborgenheit auch nicht geben wollte. Die Frau ließ in der Folge ihre Wut und ihre Verzweiflung gegenüber Ausländern zu, was mit der Zeit zu einer regelmäßigeren Periode führte. Auch hier – wie immer – muss Folgendes betont werden: Das Zulassen der Wut und der Verzweiflung heißt in der Regel nicht, dass wir im Außen reagieren, etwa indem wir Unterschriften für ausländerfeindliche Initiativen sammeln. Sondern es geht darum, die Gefühle für uns alleine zuzulassen. Die Frau ist übrigens dann geheilt, wenn Ausländer sie nicht mehr betroffen machen.

Lärm: Ein Mann berichtete: »Der Lärm regt mich auf, weil ich so meine innere Ruhe nicht finde. Ständig muss ich mitverfolgen, was andere gerade tun. Ich höre es, wenn sie vorbeifahren, wenn sie über mich fliegen, wenn sie telefonieren oder Feste feiern. Ich will aber andere Dinge tun. Ich will mich selber spüren, und dies geht nicht, weil ich ständig abgelenkt bin. Dies macht mich wütend.« Der Mann entdeckte, dass seine Mutter ihn jeweils als Kind auch nie in Ruhe ließ und ständig seine Aufmerksamkeit wieder von seinem Spielen ablenkte. Ebenfalls fiel ihm ein Zusammenhang mit seinen häufigen winterlichen Erkältungen und Grippen auf. Er ließ die Wut auf seine Mutter zu und hatte in der Folge nur noch selten eine Grippe. Auch lernte er, sich trotz Lärm auf sich selber zu besinnen. Sein Ärgernis über den Lärm half ihm eine wichtige alte Wunde zu entdecken und zu heilen.

> *Übung: Nun sind Sie an der Reihe. Wählen Sie ein Thema im Außen, welches Sie stark beschäftigt, und suchen Sie nach Mitteilungen für Sie selbst.*

Auch die kleinen Probleme sind wichtig

Nicht nur die großen Probleme, sondern auch die alltäglichen kleinen Ärgernisse sind für die eigene Heilung wertvoll. Auch hier funktioniert die Kette der Entsprechungen. Betrachten wir hierzu einige Beispiele:

Anschlüsse verpassen: Ich bin viel mit der Eisenbahn unterwegs und habe dabei oft Angst, Anschlüsse zu verpassen. Ich suchte nach einer Entsprechung bei meinen körperlichen Symptomen und fand diese bei meiner Tendenz, leicht zu schwer zu sein. Ich entdeckte weiter, dass hinter beidem ein Mangel an Vertrauen steckt. Hätte ich das nötige Vertrauen, würde ich merken, dass es mit meinem Weg weitergeht, egal was geschieht. Indem ich die Angst zulasse, Anschlüsse zu verpassen, müsste ich nun gleichzeitig mein Problem mit dem Gewicht heilen und Vertrauen gewinnen, dass die Dinge weitergehen.

Ärger mit Fußball spielenden Kindern: Eine ältere Frau ärgerte sich über die Kinder, die vor ihrem Haus Fußball spielten. Sie versuchte jeweils, die Kinder zu verjagen, was diese aber nicht beeindruckte. Bei der Suche nach Entsprechungen entdeckte sie, dass die Probleme mit ihren Beinen (sie konnte sich wegen einer Muskelschwäche nur noch mit Stöcken fortbewegen) mit den Kindern zusammenhingen. Bei beidem fühlte sie sich als Opfer der Umstände. In einer schamanischen Reise sah sie ferner, wie ihr Opferdasein bereits in ihrer Jugend bestand. Damals durfte sie sich nicht selber verwirklichen, weil ihre Eltern ganz klare Vorstellungen davon hatten, was aus ihrer Tochter werden sollte, und dies auch durchsetzten. Die Frau ließ in der Folge die Wut auf die alte Situation und auch auf die Kinder zu (ohne diese anzuschreien!). Nach einigen Monaten – solches dauert immer seine Zeit! – konnte sie kürzere Strecken ohne Stöcke gehen, und die Kinder störten sie nicht mehr. Mit der Zeit wählten die Kinder sogar einen anderen Ort für ihr Fußballspiel.

Probleme in der Sexualität: Ein Mann erzählte, dass seine Frau das Interesse an Sex mit ihm verloren habe. Sie fände, er sei nicht mehr in der Lage, sie zu erregen. Auf einer schamanischen Reise suchte er nach Entsprechungen und fand einen Zusammenhang mit seiner Vorstellung, alles daran setzen zu müssen, um ein bestimmtes Ziel zu erreichen. Körperlich äußerte sich dies in seinen Zähnen, die wegen nächtlichem Knirschen stark abgenützt waren. Offenbar wollte sich sein Körper auch hier »durchbeißen«. Er versuchte nun, bei der Arbeit nicht mehr jedes Ziel zu erreichen, was bei ihm große Angst und Verzweiflung auslöste (Was wird der Chef denken? Werde ich entlassen?). Das konsequente Spüren dieser Empfindungen führte nach einigen Monaten dazu, dass er nicht mehr den Eindruck hatte, er müsse mit seiner Frau schlafen, denn dies war auch kein Ziel mehr, welches er unbedingt erreichen musste. Damit konnte das Paar auch seine Sexualität lockerer angehen, wodurch auch die Leidenschaft erneut aufflammte. Ebenfalls stabilisierte sich die Abnützung seiner Zähne.

Übung: Wählen Sie ein kleines Problem des Alltages und suchen Sie nach den inneren Entsprechungen.

Unsere Symptome sind auch im Außen

Das bisher Gesagte gilt auch umgekehrt: Alle unsere Symptome, alles, was in uns etwas auslöst, finden wir auch im Außen. So lassen sich dank solcher Entsprechungen Heilungsmöglichkeiten finden, die im Körper nicht offensichtlich sind. Manchmal können wir auch die Heilung stellvertretend im Außen vornehmen. Auch hierzu einige Beispiele:
Hämorrhoiden: Als ich mit diesem Buch begann, litt ich an schmerzhaften äußeren Hämorrhoiden. Dies sind Thrombosen oder Stauungen mit Blutpfropfbildung im venösen Gefäßnetzwerk. Ich suchte nach Entsprechungen und fand diese in meiner Wut auf Staudämme und Gewässerkorrekturen. Ein Zusammenhang bestand auch zur meiner Wut auf Hindernisse aller Art, die mir im Weg stehen, zum Beispiel wenn ich in einer langen Schlange anstehen muss. Seit ich meine Wut auf Staudämme, Gewässerkorrekturen, Schlangestehen und Ähnliches zulasse, habe ich keine Hämorrhoiden mehr. (Wie als Testfall, ob ich wirklich zu dem stehe, was ich schreibe, muss ich – genau während ich diesen Abschnitt schreibe – gerade

einen langen Umweg in Kauf nehmen, weil die Züge zwischen Paris und Basel wegen eines Streiks ausfallen. Ich muss nun genau hinhören, inwieweit dies mich noch betroffen macht ...)

Erkältung: Eine Frau suchte nach Entsprechungen im Außen für ihre häufigen Erkältungen, die oft zu starken Grippen führten. Ihr Energiehaushalt geriet jeweils von Zeit zu Zeit durcheinander, der Körper wurde empfindlich und konnte Infektionen nicht mehr abwehren. Auf einer schamanischen Reise fand ihr spiritueller Helfer, ihre Angst vor Hunden hänge mit ihrer Grippeanfälligkeit zusammen. Dies war ihr zuerst nicht plausibel, worauf ihr Helfer meinte: »Hunde nehmen Menschen über die Gefühle wahr. Bei dir sind diese blockiert, was den Hund veranlasst, dich mit Bellen zu provozieren, damit er spürt, woran er ist. Auch die Erkältung kommt von blockierten Gefühlen. Können diese nicht fließen, kommt der Energiehaushalt durcheinander, was wiederum die Anfälligkeit für Grippen erhöht.« Durch das Zulassen ihrer Gefühle (alleine und zu Beginn nicht in Anwesenheit der Hunde!) kann die Frau ihre Gefühle in den Fluss bringen und so sowohl ihr Thema mit Erkältungen und ihr Problem mit Hunden gleichzeitig heilen.

Beinbruch: In einem Verkehrsunfall brach ein Mann sein Bein. Bei der Suche nach Entsprechungen im Außen bemerkte er Parallelen mit seiner Wut auf Menschen, welche seiner Meinung nach die ihnen übertragenen Aufgaben nicht richtig erledigten und er jeweils auf sie warten oder sonst Nachteile wegen ihnen in Kauf nehmen musste. Sowohl der Beinbruch wie die anderen Menschen bremsten ihn. Er ließ die Wut zu und bemerkte hinter seinem Ärger eine Angst, dass alles zerfallen würde, sobald die Dinge nicht weitergingen. Es wurde ihm dabei bewusst, dass er sich auf die innere Heilung statt auf ablenkende äußere Aktivität konzentrieren musste. Er nahm sich deshalb während des Beinbruches Zeit, um genau diesen

Gefühlen nachzugehen. Nachdem das Bein geheilt war, genoss er Zeiten der Inaktivität bewusst und nahm Wartezeiten als Gelegenheit wahr, sein Innenleben zu spüren. So störten ihn andere Menschen, welche ihre Aufgaben nicht erledigten, kaum mehr.

Umfassende Analysen

Der Beispiele genug, jetzt sind Sie an der Reihe! Mein Vorschlag:

Übung: Erstellen Sie eine Liste mit allem, was Sie im Außen stört, seien dies nun Weltprobleme, Ihre persönlichen Sorgen oder kleine widrige Dinge oder Begebenheiten. Seien Sie dabei so ehrlich wie nur möglich, das heißt, nehmen Sie auch Dinge auf Ihre Liste, von denen Sie finden, man dürfte davon eigentlich nicht gestört werden. Suchen Sie nun zu jedem Punkt auf Ihrer Liste Entsprechungen zu Ihren Symptomen und zu alten Wunden. Dies kann mittels Analogien (z.B. Wut über Kontrollen am Flughafen mag etwa der eigenen Abwehr gegen Infektionskrankheiten entsprechen) oder mit schamanischen Reisen geschehen. Erstellen Sie auf diese Weise möglichst vollständige Ketten von Entsprechungen. Auf Ihrer Liste steht dann zum Beispiel: Geldsorgen ◄—► Übergewicht ◄—► Angst, es nicht zu schaffen, oder Umweltverschmutzung ◄—► Krebs ◄—► zuviel wollen. Erinnern Sie sich nun an das siebte Kapitel und gehen Sie jede Kette in den vier Schritten durch. Beginnen Sie in jeder Kette dort mit Heilen, wo Sie den besten Zugang vermuten. Sie werden dann sehen, wie Sie bei den anderen Elementen der Kette gleichzeitig Heilung verspüren.

Sicher, eine solche Übung ist eine aufwendige Angelegenheit, aber auf der anderen Seite müssen Sie auch nicht alles von heute auf morgen erledigt haben. Vielmehr geht es mir darum, dass Sie erkennen, wie alles zusammenhängt und es keine Rolle spielt, wo Sie ansetzen.

Das Netzwerk zusammenfügen

Achten Sie darauf, dass sich die verschiedenen Entsprechungsketten durchaus überschneiden können. Ein bestimmtes körperliches Symptom oder ein persönliches Problem werden oft Bestandteil von zwei oder mehreren solcher Ketten. Auf diese Art entstehen ganze Netzwerke von Verknüpfungen und Entsprechungen. Es ist eine sehr lohnende Aufgabe, für sich einmal ein umfangreiches Netzwerk aufzuzeichnen.

Übung: Nehmen Sie ein großes Stück Papier und verteilen Sie diejenigen Punkte, welche in mehreren Ketten vorkommen, über das ganze Blatt. Gliedern Sie nun die Ketten darum herum an und stellen Sie so Ihr Heilungsnetzwerk zusammen. Mit diesem Netzwerk von Verknüpfungen sehen Sie nun sehr schön, wo Sie überall mit der Heilung ansetzen können und was Sie alles gleichzeitig mitheilen.

Eine Frage an die Welt stellen

Die Verbundenheit mit dem Außen, welche den Entsprechungen zugrunde liegt, benutzt der Schamane oft dazu, konkrete Fragen an die Umgebung zu stellen. Er beobachtet dann die Geschehnisse und interpretiert die Symbolik in Zusammenhang mit seinem Anliegen.

Ein Beispiel: Eine Frau musste bei einem Krebsleiden entscheiden, ob sie sich einer Chemotherapie oder einer Operation unterziehen wollte. Es bestand ebenfalls die Möglichkeit, noch etwas zuzuwarten, denn der Krebs hatte sich in letzter Zeit stabilisiert. Sie saß im Zug und bat darum, Hinweise über das weitere Vorgehen zu erhalten. Kaum hatte Sie die Frage gestellt, öffnete ein älteres Ehepaar, welches gegenüber saß, seinen Koffer. Drinnen sah sie ein ziemliches Chaos, aber sie bemerkte vor allem das WC-Papier und eine Landkarte. Zuerst dachte sie spontan, dies würde eine Operation symbolisieren, aber als die beiden nichts aus dem Koffer entfernten, sondern nur den Inhalt etwas arrangierten, fand sie, vielleicht ginge es eher um eine innere Reise und Reinigung. Am Ende nahmen die beiden doch die Landkarte heraus, worauf die Frau interpretierte, dass es nach der inneren Reinigung klar werden würde, wie es weiterging. Abstrus? Versuchen Sie es selbst!
Übrigens empfehle ich, im Gegensatz zur eben erwähnten Geschichte, jeweils nicht sofort zu interpretieren, sondern dies erst am Ende vorzunehmen, nachdem Sie alles beobachtet haben. Erst mit etwas Übung gelingt es, auf diese Weise direkt ein Gespräch mit der Umgebung zu führen.

Das Gespräch mit der Erde

Solche Entsprechungen gelten natürlich auch für unsere Beziehung zur Erde als Ganzes. Für den Schamanen ist diese Verbindung von entscheidender Bedeutung, denn die Erde ist unsere Lebensgrundlage. Zumindest unser materieller Körper stammt von ihr und kehrt am Ende unseres Lebens auch dorthin zurück. Der Schamane beobachtet deshalb genau, was mit der Erde geschieht und wie er zu ihr steht. Die Beziehung zur Erde fördert er unter anderem mit dem direkten Gespräch. Gerne empfehle ich, dass auch Sie dieses Gespräch regelmäßig suchen.

> **Übung:** *Unternehmen Sie eine schamanische Reise und bitten Sie Ihren Helfer, ein Gespräch mit der Erde zu vermitteln. Über was Sie reden und was Ihre Fragen sind, ist vollständig Ihnen überlassen. Begegnen Sie der Erde wie einer guten Freundin.*

Ich habe schon öfters alleine und mit Gruppen solche Gespräche geführt. Hier einige Punkte, die mir aus diesen Begegnungen bemerkenswert erscheinen:

- Die Stärke der Erde liegt im Sein. Anders als der Mensch, der Entscheidungen fällen kann, tut dies die Erde nicht. Sie geht eher passiv durch ihre Zyklen: Sie dreht sich um sich selbst, sie dreht sich um die Sonne, sie lässt die Jahreszeiten kommen und gehen und so weiter. All dies beobachtet sie in einem ständigen Zustand des Seins.
- Der Mensch kann von der Erde das Sein lernen. Dadurch erhält er Geborgenheit und Vertrauen.
- Die Erde wiederum kann vom Menschen lernen, wie mit dem Herzen entschieden wird. Auf den ersten Blick wirkt der Pfad der Erde vorgegeben. Dies ist aber nicht aus-

schließlich so, denn auch die Erde hat Situationen, in denen sie sich entscheiden könnte. So liegen Erdbeben, die Bewegung der Kontinente oder Vulkanausbrüche durchaus im Entscheidungsspielraum der Erde. Mithilfe des Menschen kann die Erde ihr eigenes Herz finden.

- Für die Erde ist der Mensch zwar zurzeit meist sehr lästig, aber der Schaden, den wir auf der Erde anrichten, ist für sie auf die Dauer nicht so dramatisch. Der Mensch kommt und wird wieder gehen – wie andere Ereignisse eben auch. Die Erde wird den Menschen überleben. Mit seiner Ausbeutung wird der Mensch höchstens sich selbst und viele andere Lebewesen vernichten, aber neue Pflanzen und neue Tiere werden entstehen.

- Die Erde hat das Bedürfnis nach mehr Beziehungszeit. Sie möchte, dass der Mensch sich mehr ihr widmet. Das Ganze ist wie eine Partnerschaft zwischen zwei Menschen, beide sollen aufeinander Acht geben und die Beziehung pflegen. Kompliziert ist dies nicht; Die Erde schätzt es bereits, wenn wir uns einfach hinsetzen und sie wahrnehmen.

Auch wir selber sind Krankheitserreger

Indem wir unterschiedliche Blickwinkel einnehmen, fördern wir unser Verständnis über die Verbundenheit von allem. Der Schamane nennt dieses Vorgehen Pirschen. Ich habe zwar eben gesagt, dass wir Menschen der Erde keinen dauerhaften Schaden anrichten, denn die Erde wird uns überleben. Dennoch sind wir zurzeit ein echtes Problem für die Erde. Wir sind nichts anderes als ein Parasit, der nur seinen eigenen Nutzen beachtet und die Erde nach Belieben ausbeutet. Ich weiß, es ist ungemütlich, dies von einer solchen Warte aus anzusehen, denn der Mensch hat den Eindruck, er sei die Krone der

Schöpfung und er sei doch ein rechtes Stück besser als Tiere oder Pflanzen, geschweige denn Viren, Bakterien oder Parasiten. Immerhin hat der Mensch große kulturelle Errungenschaften gemacht, und sagt nicht die Bibel, der Mensch sei das Abbild Gottes?

Der Schamane sieht dies anders und ist viel bescheidener. Er betrachtet sich als kleinen Bestandteil von etwas Großem, Übergeordnetem. In dieser Eigenschaft ist er nicht wichtiger als ein Tier oder ein Bakterium. Diesen Blickwinkel möchte ich Ihnen näher bringen und schlage vor, dass Sie nun nochmals mit der Erde Kontakt aufnehmen und sie bitten, Ihnen zu zeigen, wie der Mensch als parasitisches Wesen auf sie wirkt.

Hier berichtet eine Frau, wie es ihr dabei ergangen ist: »Ich fühlte mich als Erde. Auf meiner Haut wimmelte es von Menschen, welche Löcher in mich gruben, meine Flüsse stauten und mich mit ständiger Aktivität irritierten. Ich wollte sie wie Stechmücken wegwischen, was aber nicht gut ging, da es einfach deren zu viele waren. Dieses Erlebnis war denkbar unangenehm und hat mein Verständnis vom Menschen völlig verändert.«

Dieser Blickwinkel ist in der Tat unangenehm, aber der Schamane schaut allem ins Auge. So lernt er sich selber so ehrlich wie nur möglich kennen. Jeder zusätzliche Blickwinkel unterstützt so unsere eigene Heilung.

Die Natur als Heilung

Noch etwas Letztes zum Thema Verbundenheit: Der ideale Ort, um die Einheit oder das Heilsein zu üben, ist die Natur. Hier spüren wir, wie alles miteinander verbunden ist – uns eingeschlossen.

Am besten gehen wir hierzu alleine in möglichst unberührte Gebiete und suchen dort den Kontakt mit den Pflanzen, Tieren und Steinen, mit der Landschaft und mit der Erde als Ganzes. Nach meiner Erfahrung ist die Unberührtheit der Gegend sehr wichtig: Jede Waldstraße, jede abgeholzte Fläche, jede Hochspannungsleitung oder Bachverbauung ist eine Wunde in der Natur. Suchen wir die Einheit und die Verbundenheit, dann ist jeder menschliche Eingriff hinderlich.

Solch unberührte Gebiete sind jedoch selten geworden. Wir können aber auch zerstörter oder beschädigter Natur etwas abgewinnen, indem wir den Schmerz der Erde auch in uns selbst suchen und zulassen. Wir haben eben gesehen: Alles im Außen finden wir auch in uns selbst. Und, heilen wir uns, so heilen wir auch unsere Umgebung. Diese Erkenntnis gibt uns die Möglichkeit, etwas gegen die Umweltzerstörung zu tun. Wie gehen wir vor? Hier ein Vorschlag:

> *Übung: Gehen Sie an einen natürlichen Ort. Setzen Sie sich und lassen Sie sich voll und ganz auf alles ein, versuchen Sie die Bäume, die Erde, die Steine, die Luft und alles zu spüren. Falls Sie die Zerstörung der Natur, Lärm, schmutzige Luft und dergleichen wahrnehmen, lassen Sie dies genauso auf sich wirken wie die gesunden Bäume oder Steine. Suchen Sie den Schmerz dieser Zerstörung in sich selbst. Die Verwundung der Natur ist immer auch unsere eigene Verwundung. Sitzen Sie einfach dort und lassen Sie den Schmerz am eigenen Leib zu.*

Der Gang in die Natur kann auch mit einer Visionssuche verbunden werden. Darunter wird eine längere Zeit (Tage) verstanden, in der sich der Schamane vollkommen alleine, auch ohne Handy, Radio, MP3-Player usw. in der Natur aufhält. Oft wird dabei zusätzlich gefastet. In dieser Zeit lässt man sich vollständig auf die Natur ein und lässt alle Empfindungen zu, die dabei auftauchen. Damit kommen wir uns einen Schritt näher und spüren oft, wo es als nächstes für uns durchgeht.

Der intensive Kontakt mit der Natur zeigt uns auch etwas anderes. Wir spüren in diesen Zeiten deutlich, wie jedes Lebewesen einen eigenen Weg hat. Alles ist beseelt, also auch jeder Stein, jedes Insekt und jede Pflanze. Jedes Lebewesen hat als Aufgabe einen Beitrag zur Entwicklung des Ganzen zu leisten. Wir spüren, dass wir Menschen nichts Besonderes sind, sondern lediglich ein Teil von etwas Größerem, so wie alles andere eben auch. So werden wir bescheiden und gehen demütig unseren eigenen Weg. Schnell wird uns dabei auch klar, wie rücksichtslos wir Menschen uns gegenwärtig gegenüber anderen Menschen verhalten.

Also: In der reinen Natur können wir die Verbundenheit mit allem sehr direkt spüren. Gleichzeitig merken wir dadurch, welchen Schaden wir als Menschen der Erde zufügen. Es ist aber möglich, dies zu heilen, indem wir den Schmerz, welchen die zerstörte Natur in uns auslöst, wirken lassen.

10. KAPITEL

Der eigene Weg in der Welt der Medizin

In diesem Kapitel entdecken Sie

- wie Sie die Welt der Schamanen mit der modernen Medizin in Einklang bringen,

- was ein Schamane von Themen wie Sterbehilfe, Organspenden oder Obduktionen hält,

- wie Sie als Kranker mit Ihrem persönlichen Umfeld umgehen,

- und wie Sie sich gegenüber einem kranken Familienmitglied verhalten.

WERDEN WIR NOCH EIN STÜCK KONKRETER. Wie setzen wir die Philosophie des Schamanen in der Welt der Medizin greifbar um? Wie folgen wir unserem Herzen, wenn wir mit Ärzten, Spitälern, Krankenkassen und dergleichen in Berührung kommen? Wie gehen wir mit Empfehlungen, Drohungen, erweckten Hoffnungen um? Wie entscheiden wir, welche Therapie, welcher Therapeut geeignet ist oder ob wir Schul- oder Komplementärmedizin wählen? In diesem Kapitel behandele ich einzelne Themen rund um die Welt der Medizin und zeige den Zugang, welchen der Schamane dabei wählt.

Sollen wir Schul- oder Komplementärmedizin wählen?

Weder die Behandlungsweisen der Schulmedizin noch die der Komplementärmedizin stehen im Gegensatz zum schamanischen Heilen. Schamanismus ist also nie eine Frage von Entweder-oder, sondern immer wird alles zugelassen. Schamanisches Heilen ist also umfassender als sowohl die Schul-, wie auch die Komplementärmedizin. Als Patient steht Ihnen also eine riesige Auswahl von Methoden zur Verfügung. Sie müssen nur richtig wählen. Wie gehen Sie vor?

Ihr Herz entscheidet! Jede Methode, mit der Sie in Kontakt kommen, sei es nun eine Operation oder eine Kneipp-Kur, ist eine Herzentscheidung. Nichts ist deshalb grundsätzlich falsch oder grundsätzlich richtig. Sie stellen immer Ihr eigenes Menü zusammen.

Oft sind Anhänger von bestimmten Systemen oder Methoden sehr auf ihre Lehre fixiert und akzeptieren nichts anderes. Bleiben Sie deshalb standhaft, wenn Ihre Auswahl in Frage gestellt oder kritisiert wird. Hilfreich ist, wenn Sie gegenüber niemandem Ihre Entscheidung begründen. Sagt Ihr Herz ja, dann machen Sie es, sagt Ihr Herz nein, dann nicht – Sie erklären aber nicht wieso. Sagt der Arzt oder die Heilerin, die Therapie funktioniere nur, wenn Sie sie vollständig durchführen oder wenn Sie noch zusätzlich dies oder jenes machen, dann erachten Sie jeden Vorschlag oder jedes Element der Therapie als weitere Möglichkeit, die mit dem Herzen beurteilt werden muss. Wenn die Methode also nach X, Y, und Z verlangt, Ihr Herz aber nur zu X ja sagt, dann machen Sie nur X – egal, was alle anderen sagen. Fragen Sie im Zweifelsfall Ihren Helfer.

Also: Es kommt nicht darauf an, ob Sie Schul- und/oder Komplementärmedizin wählen, sondern nur, dass Sie zu dem, was Sie machen, mit vollem Herzen ja sagen können.

Haben Sie Mühe, Ihre Entscheidung durchzusetzen, dann verwenden Sie gleich diese Situation, um sich selber zu heilen, indem Sie die Gefühle akzeptieren und zulassen, die dabei auftauchen. Spüren Sie also die Wut, wenn Ihnen eine Behandlung aufgezwungen wird, oder die Verzweiflung, wenn Sie den Eindruck haben, Sie könnten einem Therapeuten oder einer Methode nicht genügen. Fragen Sie, ob diese Situation nicht von alten Wunden herrührt. Haben vielleicht Ihre Eltern früher auch immer besser gewusst, was für Sie richtig ist?

Häufig taucht bei diesem Vorgehen die Frage auf, ob Sie Ihren Arzt oder Heiler über die anderen Therapien oder Methoden informieren müssen, welche Sie anwenden. Auch das ist eine Entscheidung des Herzens … In aller Regel empfehle ich aber Zurückhaltung, außer Sie werden in Ihrem Vorgehen unterstützt.

Die Wahl des Arztes oder Heilers

Die Wahl des Arztes oder Heilers muss selbstverständlich auch mit dem Herzen gefällt werden. Sollten Sie im Nachhinein merken, dass der Arzt unsympathisch oder wenig kompetent ist, dann verwenden Sie gleich die aufkommenden Gefühle für Ihre eigene Heilung und fällen die Entscheidung erneut. Auch hier gilt, dass Entscheidungen immer nur im Jetzt gefällt werden können. Sie müssen also immer wieder von Neuem auf Ihr Herz hören. Wer heute der richtige Arzt oder Heiler ist, ist es morgen nicht mehr unbedingt.

Auf Ergebnisse warten

In der Welt der Medizin kommen Sie immer wieder in die Situation, dass Sie auf Befunde oder Ergebnisse warten müssen. Das Resultat dieser Tests gibt dann eine Aussage darüber, ob Sie eine bestimmte Krankheit haben oder nicht, ob Ihr Leben ernsthaft bedroht ist oder nicht. Diese Zeit des Wartens und der Ungewissheit ist meist sehr qualvoll, und viele Menschen sind erleichtert, wenn sie das Resultat haben, sogar dann, wenn es negativ ist. Wie gehen Sie mit solchen Wartezeiten um?

Als erstes bestimmen Sie, ob es während der Wartezeit eine Handlung im Außen braucht. Bestimmen Sie also, ob es etwas Zusätzliches abzuklären gilt oder ob es Dinge gibt, die Sie in Ihrem Leben verändern können, egal wie der Ausgang des Tests ist, zum Beispiel eine Umstellung der Ernährung oder ein Abbau der Arbeitszeiten. Weitere Ideen für mögliche Handlungen sind Aufräumen, Unerledigtes anpacken, Dinge also, die Sie so oder so einmal machen müssen, und wenn diese bereits jetzt gemacht sind, dann haben Sie den Rücken frei, wenn es dann ernst gilt. Überprüfen Sie alle möglichen Handlungen im Jetzt mit dem Herzen und setzen Sie diejenigen um, bei denen Ihr Herz ja sagt. Selbstverständlich beurteilen Sie alle Handlungen mit dem Herzen, denn es geht nicht darum, sich vom Warten abzulenken, sondern nur darum, zu bestimmen, ob es etwas zu tun gibt. Diese Suche nach möglichen Handlungen dient auch dazu, dass Sie sich beim nun folgenden Schritt nicht noch dauernd Sorgen machen, Sie würden im Moment etwas verpassen.

Haben Sie alle Handlungen umgesetzt, dann bleibt fast in jedem Fall immer noch eine Wartezeit. Erleben Sie diese Wartezeit sehr bewusst; achten Sie auf Ihre Gefühle, auf die Verzweiflung, auf körperlichen Schmerz und gehen Sie mit diesen Empfindungen so um, wie in den vorherigen Kapiteln beschrieben. Die Wartezeit macht Sie so auf wichtige Heilungsmöglichkeiten aufmerksam. Nutzen Sie diese! Wer weiß, vielleicht heilen Sie damit sogar bereits etwas von der drohenden Krankheit.

Hiobsbotschaften

Ob wir lange darauf gewartet haben oder nicht, spielt keine Rolle, bedeutende negative Berichte treffen uns meist als Hiobsbotschaften. Wo noch alles in Ordnung war, stehen wir nun vor einer vollkommen veränderten Situation. Dies ist nicht nur so, wenn es uns selbst trifft, sondern auch dann, wenn wichtige Menschen in unserer Umgebung eine solche Botschaft erhalten. Die Essenz bleibt, dass wir uns vollkommen neu orientieren müssen.

Hier der Kommentar meines spirituellen Helfers zum Thema Hiobsbotschaften: »Stehe still. Mache einen Moment lang überhaupt nichts. Nehme einfach wahr, was passiert ist. Suche dann einen Ort, wo du deine Gefühle spüren kannst. Akzeptiere deine Gefühle, analysiere aber nichts, mache keine Pläne, spüre einfach deine Gefühle. Falls Entscheidungen nötig sind, sage deiner Umgebung, dass du später auf sie zurückkommen wirst. Fälle aber im Moment möglichst keine Entscheidungen. Gebe dir stattdessen vorerst genügend Raum, um deine Gefühle zu spüren.

Erst wenn du deine ersten Gefühle gut gespürt hast und dir langsam innerlich klar geworden ist, dass die Situation sich tatsächlich verändert hat, kannst du weitergehen und schauen, welche Handlungen nun nötig sind. Auch gilt es dann zu bestimmen, was es nun zu heilen gibt, damit du die nächsten Schritte auf deinem Weg vornehmen kannst. Das Wichtigste nochmals: Mache vorerst nichts und lasse deine Empfindungen zu!«

Krankenkassen

Zumindest in der Schweiz können Sie von verschiedenen Krankenkassen, mit unterschiedlichen Prämien, Leistungen, Franchisen und dergleichen auswählen. Natürlich sind auch hier Herzentscheide gefragt. Da die meisten Menschen bereits bei einer Krankenkasse sind, müssen sie also nur entscheiden, ob gewechselt werden muss oder nicht. Eine solche Entscheidung ist dann fällig, wenn Schmerz, Wut, Sehnsucht oder Verzweiflung auftritt. Besteht keine dieser Empfindungen, dann müssen Sie nichts ändern. Sind Sie aber wütend auf die Prämienhöhe, dann gehen Sie die im siebten Kapitel aufgeführten Heilungsschritte durch. Dann zeigt zum Beispiel (1. Schritt) Ihre Wut, dass eine Entscheidung fällig ist. Sie erstellen danach eine Liste aller Möglichkeiten, mit diesem Problem umzugehen, immer inklusive der Heilung alter Wunden (2. Schritt). Sie entscheiden dann mit dem Herzen (3. Schritt) und Sie setzen um (4. Schritt).

Ein Mann merkte, wie eine Prämienerhöhung eine alte Wunde anregte. Er spürte die Verzweiflung, »es nicht zu schaffen«. Er ließ die Verzweiflung immer wieder zu, und nach und nach machten ihm die jährlichen Prämienerhöhungen nichts mehr aus – in diesem Fall war gar keine Handlung im Außen notwendig. Er war diesbezüglich geheilt und hatte das Vertrauen, dass er für sein Leben immer genügend Geld haben würde.

Interessant ist in diesem Zusammenhang die Frage, ob der Heilungserfolg größer ist, wenn man die Behandlung selber bezahlt. Diese Situation entsteht zum Beispiel dann, wenn man (in der Schweiz) eine möglichst hohe Franchise wählt oder zu Heilern geht, die von der Krankenkasse nicht gedeckt werden. In der Regel heilen wir uns tatsächlich rascher, wenn wir finanziell mehr beitragen, denn so übernehmen wir eher die Verantwortung für uns selbst und delegieren weniger. Auch werden unsere Gefühle intensiver, und wir leben mehr mit der Behandlung mit. Seien Sie also nicht enttäuscht, wenn Sie selber viel zahlen müssen. Vergessen Sie dabei nicht: Sie bekommen die Ressourcen, die nötig sind für Ihren Weg. Wenn das Zahlen bei Ihnen starke Empfindungen auslöst, dann nehmen Sie dies wiederum gleich als Gelegenheit, bei sich selbst einen Heilungsschritt vorzunehmen.

Medikamente

Medikamente sind gefährlich. Oft wird auf äußerst leichte Art ein Symptom zum Verschwinden gebracht und insofern der Heilung entgegengewirkt, als wir nicht mehr merken, welche Empfindungen wir für unsere Heilung zulassen müssen. Zusätzlich haben Medikamente oft Nebenwirkungen, sodass wir lediglich ein Symptom gegen ein anderes eintauschen. Eine natürliche Genesung kann so schlecht geschehen.

Seien Sie also bei der Verwendung von Medikamenten sehr zurückhaltend, außer natürlich, wenn Ihr Herz ja sagt dazu. Nehmen Sie insbesondere dann keine Medikamente, wenn es sich um kleine Leiden handelt, etwa um Kopfschmerzen, Husten, Erkältungen und dergleichen.

Sofort höre ich den Einwand, man habe keine Zeit, sich einer Krankheit zu widmen, man müsse zu einer wichtigen Besprechung, man müsse wegen der Kinder funktionieren und dergleichen. Stopp! Fragen Sie sich: Wer ist hier wichtig? Falls Sie Ihre Medikamente auf diese Weise begründen, dann versuchen Sie herauszufinden, wieso Sie dies tun. Wieso wollen Sie sich keine Genesungszeit gönnen? Wieso haben Sie den Eindruck, funktionieren zu müssen? Wenn Sie diesen Fragen nachgehen, haben Sie bereits etwas für Ihre Heilung getan.

Spitalaufenthalte

Spitalaufenthalte, so unangenehm sie sind, geben Ihnen doch viele Möglichkeiten für die eigene Heilung. Wichtig ist, dass man die Situation so akzeptiert, wie sie ist, und alles als Chance für den eigenen Weg ansieht. Fertigen Sie also, falls dies möglich ist, eine Liste von allem an, was Sie im Spital betroffen macht. Falls Sie nicht schreiben können, dann beobachten Sie lediglich genau, was Ihnen auffällt: Wie sind Ihre Zimmernachbarn? Wie fühlt es sich an, abhängig von Pflege zu sein? Haben Sie Sehnsucht, sich im Freien bewegen zu können? Gehen Sie auch hier die Heilungsschritte durch und lassen Sie alle Empfindungen zu. Während wir im Spital sind, haben wir oft sehr viel Zeit, uns selbst zu widmen. Nutzen Sie diese! Vielleicht wird dies sogar Ihren Aufenthalt verkürzen.

Operationen

Wenn Ihnen eine Operation bevorsteht, empfehle ich, dass Sie den vorgesehenen Eingriff von Ihrem Arzt genau erklären lassen. Anschließend führen Sie die Operation zusammen mit Ihrem spirituellen Helfer auf einer schamanischen Reise im Voraus durch, gewissermaßen als Trockenübung. Damit besteht in der spirituellen Welt bereits eine »Stimmung«, welche die Operation in der materiellen Welt unterstützen wird. Das andere: Achten Sie vor Operationen besonders gut darauf, dass Sie alle Mitteilungen der Krankheit oder des Unfalles verstanden haben, bevor Sie zur Prozedur antreten. Dies macht den Grund für die Operation oft unnötig, sodass diese wiederum besser gelingt. Patienten, die so vorgegangen sind, erzählen immer wieder, dass Ärzte erstaunt sind, wie gut und leicht die Operation jeweils verlaufen ist.

Organentnahme oder Annahme
eines fremden Organs

Sollen Sie einwilligen, dass Ihre Organe nach dem Tod weitergegeben werden? Natürlich ist auch dies eine Herzentscheidung. Schamanen sind aber meist sehr zurückhaltend bei solchen Fragen. Hier die Antwort meines Helfers, als ich ihn danach fragte: »Nein, gebe deine Organe nicht frei. Du tust niemandem einen Dienst: Jeder soll mit dem leben, was er hat. Zudem sind die Organe von deiner Aura und von deiner Seele durchtränkt, sodass im Empfängerkörper ein Durcheinander entsteht. Es ist so, wie wenn man in einem Film ein Stück von einem anderen Film einsetzt, weil eine bestimmte Szene nicht mehr funktioniert. Man kann nicht die Liebesszene eines Filmes mit derjenigen eines anderen Filmes ersetzen, auch wenn es eine Liebesszene ist. Der Film ist dann nicht mehr echt.«

Bei der Annahme fremder Organe sieht er es ganz ähnlich: »Akzeptiere in der Regel keine fremden Organe. Man übernimmt dabei eine ganze Reihe von Problemen und Wunden des Spenders, die mit dir selbst nichts zu tun haben.«

Ein Ersatzorgan kann zwar ein Leben verlängern, aber – wir werden im nächsten Kapitel noch dazu kommen – ein langes Leben ist nicht das Ziel des Schamanen.

Obduktion

Eine Obduktion ist eine Öffnung der Leiche zur Feststellung der Todesursache und zur Rekonstruktion des Sterbevorgangs. In den meisten Ländern darf eine solche nur mit der Einwilligung der verstorbenen Person vor ihrem Tod durchgeführt werden. Fehlt diese, so können Bezugspersonen darüber entscheiden. Mein spiritueller Helfer fand Folgendes zu diesem Thema: »Es ist belanglos, wie der Körper konkret gestorben ist. Wenn es Zeit ist zu sterben, dann wird etwas am körperlichen System nicht mehr funktionieren. Es kommt nicht darauf an, was es genau gewesen ist. Es ist zu vergleichen mit einem Besuch, der dich nun verlässt: Es ist unbedeutend, ob er nun zu Fuß oder mit dem Zug weggereist ist, es ist lediglich wichtig, dass er nicht mehr da ist.« So betrachtet, kann getrost auf eine Obduktion verzichtet werden. Dies gilt sowohl für sich selbst wie für die Angehörigen. Es ist viel besser, die Energie für die Trauer zu nutzen, als die genaue Sterbeursache zu erfahren.

Sterbehilfe

Direkte Sterbehilfe ist die gezielte Tötung eines schwer kranken Patienten durch den Arzt oder durch eine Drittperson. Sie ist in den meisten Ländern verboten. Dies gilt auch, wenn die Tötung auf eindringliches Verlangen des Patienten selber geschieht. In gewissen Ländern (wie der Schweiz) ist hingegen eine passive Sterbehilfe erlaubt, wie auch unter bestimmten Umständen eine Beihilfe zum Suizid. Auch zu diesem Thema lasse ich meinen spirituellen Helfer sprechen: »Das Sterben muss vor dem Tod geübt werden! Loslassen ist ständig ein Lebensthema, und immer wieder entstehen Gelegenheiten, dies zu üben. Menschen, die das Sterben gelernt haben, brauchen keine Hilfe, sie können dann loslassen, wenn der Zeitpunkt richtig ist. Hinzu kommt, dass Menschen, die konsequent Ihren Weg gegangen sind, zu ihrem eigenen Tod gelangen, das heißt, sie haben alles geheilt, was in diesem Leben möglich war. Beim Tod am Ende des eigenen Weges ist Sterben kein Problem. Hilfe ist hier nicht nötig. Menschen, die Ihrem Herzen folgen, müssen sich also nicht diesem Thema widmen.«

»Aber was ist, wenn ich jemanden leiden sehe und ich habe die Gelegenheit, beim Sterben zu helfen?«, wollte ich weiter wissen.

»Das ist wiederum eine Entscheidung des Herzens. Hier gilt alles, was bereits zum Thema »andere heilen« gesagt wurde. In vielen Fällen hilft das Leiden dem Todkranken, letzte sehr bedeutende Schritte auf seinem Weg zu machen. Helfen wir ihm beim Sterben, so verhindern wir womöglich diese Schritte. Überprüfe also sehr genau, ob dein Herz ja sagt und übe große Zurückhaltung.«

Patientenverfügung

Wer sicherstellen will, dass seine Wünsche auch dann respektiert werden, wenn er nicht mehr in der Lage ist, diese selber mitzuteilen, dem wird empfohlen, eine Patientenverfügung auszufüllen. Soll das gemacht werden? Auch hier die Antwort meines Helfers: »Patientenverfügungen sind nicht nötig, es genügt, wenn die Wünsche dem eigenen Umfeld mitgeteilt werden. Es muss nicht viel Wert darauf gelegt werden, weil es auch keine große Rolle spielt, wenn die anderen sich nicht daran halten. Denn ein Mensch ist nicht sein Körper, vor allem dann nicht, wenn er gestorben ist.«

Spitzenmedizin

Die Spitzenmedizin beruht darauf, dass dank der richtigen technischen oder biologischen Voraussetzungen immer besser repariert werden kann. In vielerlei Hinsicht ist die Spitzenmedizin deshalb genau das Gegenteil der Thesen dieses Buches. Hier geht es nicht um Reparatur, sondern um die eigene Entwicklung. Die Spitzenmedizin hingegen treibt die Symptombekämpfung auf die Spitze. In unserer Gesellschaft ist sie notwendig geworden, weil die eigene Entwicklung oder der Weg des Herzens vernachlässigt worden ist, stattdessen definiert sich der Mensch anhand seines materiellen Körpers. Die Spitzenmedizin mag zwar spektakuläre Erfolge haben, aber aus einem schamanischen Gesichtspunkt ist sie nicht erforderlich und geht an der Sache vorbei. Trotzdem ist sie – da sie nun einmal vorhanden ist – eine Möglichkeit, welche der Schamane auf seinem Weg des Herzens mitberücksichtigt.

Das persönliche Umfeld

Wenn Sie krank sind und sich heilen, dann verändern Sie sich – Sie sind nicht mehr der gleiche Mensch, und Ihre Mitmenschen werden dies merken. Diese können als Folge nicht mehr auf die gewohnte Art und Weise mit Ihnen umgehen. Vielleicht haben Sie sich vorher stark um das Wohl der anderen gekümmert und jetzt sind Sie nicht mehr bereit dazu. Oder vielleicht sind Sie jetzt pflegebedürftig und stark von anderen Menschen abhängig, während Sie vorher keine Hilfe benötigten. Was auch immer der Fall ist, die Beziehung zu Ihren Mitmenschen muss neu geregelt werden.

Prinzipiell geht – wie könnte dies anders sein? – der Schamane davon aus, dass jede Beziehung zum eigenen Weg beiträgt. Genau wie alles andere, machen auch Beziehungen auf eigene Wunden aufmerksam und geben so die Möglichkeit, diese zu heilen. Auch bei Beziehungen wird deshalb das schrittweise Vorgehen angewendet, welches ich im siebten Kapitel dargestellt habe. Sie suchen also nach Gefühlen, welche Ihre Mitmenschen bei Ihnen auslösen, betrachten die Möglichkeiten, Veränderungen herbeizuführen, inklusive selbstverständlich der Heilung alter Wunden, entscheiden mit dem Herzen und setzen dies um.

Viele Themen kommen in solch veränderten Situationen auf: Beispielsweise ein schlechtes Gewissen, weil wir anderen eine Last sind. Oder Angst, dass wir die nötige Leistung nicht mehr erbringen und vielleicht deshalb unsere Arbeitsstelle in Gefahr ist. Vielleicht auch Wut, dass andere unsere Veränderungen nicht akzeptieren. Nutzen Sie die Gelegenheit, diesen Themen nachzugehen!

Oft höre ich dabei Protest, der etwa folgendermaßen klingt: »Ist es denn nicht schon genug, sich mit der eigenen Gesundheit auseinanderzusetzen? Wie soll ich mich zusätzlich noch um die Beziehung zu meinen Mitmenschen kümmern?« Beides hängt aber zusammen. Heilen Sie das eine, heilen Sie auch das andere – denken Sie an die Netzwerke, die ich im letzten Kapitel beschrieben habe.

Sie verwenden also die veränderten Beziehungen für Ihre eigene Entwicklung. Dabei werden gewisse Menschen bleiben, andere werden Sie verlassen, und neue Menschen werden in Ihr Leben treten. Sie akzeptieren liebevoll und dankbar alles, was geschieht, und lernen dabei sich selbst kennen.

Umgang mit dem Kranken

Die Frage von zwischenmenschlichen Beziehungen kann auch umgekehrt betrachtet werden: Sie kommen ebenso mit Krankheit und Genesung in Berührung, falls Sie zum Umfeld eines Kranken gehören. Auch in diesem Fall verändert sich die Beziehung zu Ihrem Partner, Ihrem Kind oder Mitarbeiter. Vielleicht müssen Sie jemanden pflegen, eine wichtige Bezugsperson ist nicht mehr ansprechbar oder ein Partner kann seinen gewohnten Beitrag nicht mehr leisten.

Hier gilt wieder das Gleiche: Diese Situationen – auch wenn Sie nicht der Kranke sind – gilt es für die eigene Heilung zu verwenden. Löst der Kranke bei Ihnen Schmerz, Gefühle oder Verzweiflung aus, dann gehen Sie die vier Heilungsschritte durch. Sie mögen sagen, dass Sie ja nichts dafür können, wenn jemand in Ihrem Umfeld krank ist. Ob Sie etwas dafür können oder nicht, spielt aber für Ihre eigene Heilung keine Rolle. Macht Sie die Situation betroffen, dann nutzen Sie sie. Indem Sie sich heilen, wird die Beziehung zum Kranken entweder bleiben oder sie wird aufhören. Falls Ihr Herz nein zu einer Beziehung zu einem kranken Menschen sagt, Sie aber ein schlechtes Gewissen haben, wenn Sie unter solchen Bedingungen die Beziehung beenden, dann benutzen Sie genau diese Betroffenheit, um nochmals einen Heilungsschritt vorzunehmen.

Ein Beispiel: Die Mutter einer Frau war an Alzheimer erkrankt und verwechselte die Tochter dauernd mit dem Pflegepersonal, falls sie sie überhaupt erkannte. Dies löste bei der Frau große Trauer und Wut aus. Sie suchte nach alten Wunden und realisierte, wie ihre Mutter sie schon als Kind nicht richtig wahrgenommen hatte und wie sie ihrer Mutter nie richtig zeigen konnte, wer sie wirklich war. Diese Erinnerungen weckten schmerzhafte alte Gefühle in der Frau. Sie ließ alles zu, und mit der Zeit störte es die Frau nicht mehr, dass ihre Mutter sie nicht mehr erkannte.

Und wenn Sie selbst zum Medizinpersonal gehören?

Wie gehen Sie vor, wenn Sie selber Ärztin oder Krankenpfleger sind? Dürfen Sie in Ihrem Beruf dem Herzen nachgehen, auch dann, wenn klare Regeln oder Gepflogenheiten bestehen und Sie allenfalls mit rechtlichen Konsequenzen rechnen müssen, falls Sie diesen nicht Folge leisten?

Falls Sie mit dem Herzen entscheiden können, dann tun Sie es auch hier! Ihr Weg wird Sie nicht an Orte führen, die Sie nicht bewältigen können. Ihr Herz wird Sie herausfordern, aber nicht überfordern. Gehen Sie immer die vier Heilungsschritte durch und akzeptieren Sie alles, was kommt. Sollten Sie mit diesem Vorgehen rechtliche Probleme bekommen, dann gehen Sie diese auf die gleiche Art und Weise an. Herausfordernder wird es, wenn Sie unter Zeitdruck stehen. Dann ist es oft schwierig, mit dem Herzen zu entscheiden. Sind Sie deshalb im Zweifel, dann folgen Sie den üblichen Gepflogenheiten und nehmen sich danach Zeit, um die nötigen Heilungsschritte vorzunehmen.

Nochmals: Jedes Thema hat mit Ihnen zu tun

Dies war lediglich eine kleine Auswahl von Themen, welche wir in der Welt der Medizin antreffen. Das Gemeinsame ist, dass jedes Thema (natürlich auch die, die hier nun keine Erwähnung gefunden haben) immer mit uns selbst zu tun hat – ob wir nun der Kranke oder der Heiler sind. Beschäftigt uns ein Thema, so können wir es für unsere eigene Heilung einsetzen.

Viele erheben an dieser Stelle Einspruch, führen Ihre Pflegebedürftigkeit ins Spiel und sagen, dass es unter diesen Umständen nicht möglich sei, an sich selbst etwas zu heilen, weil sie etwa vollkommen von äußerer Unterstützung abhängig seien, sie zu viele Schmerzen hätten, um sich auf sich selbst zu besinnen und Ähnliches. Für den Schamanen gibt es aber keine Situation, in der dieses Vorgehen nicht angewendet werden könnte. Auch wenn jemand querschnittsgelähmt im Bett liegt, können Gefühle zugelassen und alte Wunden geheilt werden. Und auch in dieser Situation entscheiden wir mit dem Herzen, ob wir zum Beispiel Besuch empfangen wollen oder nicht und falls ja, welchen. Clemens Kuby ist hierfür ein wunderbares Beispiel: Er schaffte es als Querschnittsgelähmter, seine eigenen alten Themen zu heilen, und brachte es so weit, dass er wieder gehen konnte. Vergleichen Sie hierzu sein Buch »Unterwegs in die nächste Dimension, Meine Reise zu Heilern und Schamanen, ISBN 3-466-34469-7. Michael Weisskopf ist ein weiterer Fall. Im Irak-Krieg verlor der Journalist seine Hand, aber – wie er selbst sagt – dafür fand er sich selbst.

11. KAPITEL

Alles kommt zusammen: Geburt und Tod

In diesem Kapitel entdecken Sie

- was genau bei der Geburt und beim Tod geschieht,

- wie Ihr ganzes Leben zu einer Einheit wird,

- und auf was es beim Heilen ankommt, zusammengefasst.

Zwischen Geburt und Tod heilen wir uns, so wie in diesem Buch besprochen. Schauen wir uns nun zum Schluss noch diese beiden Eckpunkte genauer an, bevor wir dann die wichtigsten Elemente des schamanischen Heilens zusammenfassen.

Von der Zeugung bis zur Geburt

Auf der körperlichen Ebene sind die Vorgänge zwischen Zeugung und Geburt genügend bekannt, sodass ich sie hier nicht beschreiben werde. Hingegen möchte ich aufzeigen, was bei den beiden anderen Polen, der Aura und der Seele, geschieht.

- Die Aura: Sowohl die Spermien des Mannes wie die Eizellen der Frau haben eine Aura, inklusive alle Farben und Qualitäten, welche wir vom erwachsenen Menschen her kennen. Diese sind jedoch im Gegensatz zum geborenen Menschen nicht regelmäßig und regenbogenartig ausgestaltet, sondern komplex und ungleichmäßig angeordnet. Bei der Befruchtung vermischen sich die Auren eines Spermiums und einer Eizelle, und die einzelnen Farben ergänzen sich zur Farbe Grün. Dies ist dann auch die Farbe des wachsenden Fötus. Im gesunden Zustand weist dieser also nur eine Herzqualität auf, die anderen Qualitäten treten in dieser Phase noch nicht in Erscheinung. Es ist jedoch kein weißes, sondern ein grünes, mitfühlendes, auf andere Menschen fokussiertes Herz. (Vergleichen Sie hierzu die Beschreibung des Herzens im sechsten Kapitel.) Ein grünes

Herz ist durchaus plausibel, wenn man bedenkt, dass ein ungeborenes Kind komplett mit der Mutter verbunden ist und die Fähigkeit haben muss, sich vollständig auf sie einzustellen.

- Zur Seele: Selbstverständlich hat auch jedes einzelne Spermium und jede Eizelle eine eigene Seele. Die Seele des neuen Menschen erscheint dann erstmals bei der Befruchtung. Die Qualität der Seele, welche sich mit dem wachsenden Fötus verbindet, ändert sich in der folgenden Zeit sehr stark, entsprechend der Entwicklung des Fötus. Wie wir schon im Kapitel »Seele« gesehen haben, hat ein Mensch jedoch keine »eigene« Seele, sondern wir werden lediglich von einem Strahl der Gesamtseele beschienen oder belebt. Dies gilt sowohl für die Spermien, die Eizellen wie auch für das heranwachsende ungeborene Kind. Ein Mensch wird also nicht zu einem bestimmten Zeitpunkt beseelt, sondern ist es von Anfang an.

Zwischen Empfängnis und Geburt ist der Mensch nicht nur mit dem Körper, sondern auch mit den beiden anderen Polen stark mit seiner Umgebung und insbesondere mit seiner Mutter verbunden. Er ist deshalb in dieser Zeit sehr empfindlich, und sehr leicht wird der Körper, die Aura oder die Seele verwundet. Diese Verwundung wiederum stammt meist von den Wunden der Mutter, des Vaters und des ganzes Umfeldes. Der wachsende Fötus ist zu anfällig, als dass er sich gegen diese Wunden wehren könnte. Eine Wunde in der Aura der Mutter verursacht deshalb oft eine Wunde in der Aura des ungeborenen Kindes. Das gleiche gilt für die Seele.

Diese Wunden müssen wir nun im Verlauf unseres Lebens und oft Jahrzehnte später heilen, um wieder auf unseren Weg zu gelangen. Sehr oft werden wir deshalb in diese Zeit zurückgehen müssen, um direkt dort zu heilen, um also den damals nicht gelebten Schmerz, die nicht zugelassenen Gefühle oder die verborgene Verzweiflung nachträglich zu akzeptieren und zuzulassen. Da diese Wunden meist sehr tief gehen, ist dabei große Vorsicht geboten. Unternehmen Sie nie eine Reise zu diesen Wunden ohne Begleitung Ihres spirituellen Helfers. Falls er eine Reise ablehnt, dann kehren Sie unverzüglich zurück. Vergessen Sie nicht: Hätten Sie die Empfindungen damals zugelassen, wären Sie vermutlich gestorben. Deshalb sind diese Empfindungen in der Form von Wunden auch noch gespeichert. Meist haben Sie mittlerweile mehr Kraft und können diese im Nachhinein zulassen und sich so heilen. Aber vielleicht haben Sie auch noch nicht genügend Kraft und müssen deshalb noch ein Stück weiter auf Ihrem Weg gehen, bevor Sie ausreichend Ressourcen hierzu haben. Sie sehen, auf der einen Seite bringt Sie die Heilung der Wunden zwischen Zeugung und Geburt sehr schnell weiter, denn Sie gelangen direkt an die Ursache vieler Probleme, auf der anderen Seite kann die Heilung Sie jetzt noch überfordern. Fragen Sie Ihren spirituellen Helfer, falls Sie Zweifel haben. Wie gehen Sie konkret vor?

Übung: Bitten Sie Ihren Helfer, er möge Sie in eine Zeit zwischen Empfängnis und Geburt führen. Seien Sie präzise und bitten Sie ihn, Sie zu einer gegenwärtig heilbaren Wunde zu führen.

Ein Mann, der so vorging, erzählte Folgendes: »Nachdem ich durch mein Tor kam, war ich plötzlich eine Kugel, welche ständig von schwarzen Blitzen getroffen wurde. Bei jedem dieser Blitze hatte ich Angst zu zerbersten. Es war denkbar unangenehm, denn ich konnte mich weder schützen noch bewegen. Es war zum Verzweifeln. Zwischendurch gab es Pausen, aber nie wusste ich, wann die Blitze wieder beginnen würden. Auf die Frage hin, wie ich diese Situation heilen könnte, musste ich mich tief in meinem Herzen verankern und jeden Blitz in seiner vollen Stärke zulassen. Ich ließ die Blitze auf mich wirken, jeder schmerzte, aber ich spürte, wie sich die Blitze und der Schmerz allmählich im Herzen auflösten.« Dieser Mann hatte übrigens schlimme Hautprobleme, und seine Mutter war während der Schwangerschaft sehr wütend auf ihn, weil diese sie zwang, mit einem Mann zusammenzubleiben, den sie nicht wirklich wollte. Die Wut der Mutter auf das werdende Kind äußerte sich als schwarze Blitze, welche den Embryo verwundeten und sich später als Hautprobleme ausdrückten. Die Heilung der Situation mit den Blitzen traf die wahre Ursache des Hautleidens, und mit der Zeit stellte sich eine Linderung der Symptome ein.

Die Geburt selbst und die erste Zeit danach

Während einer gut verlaufenden Geburt von gesunden Eltern bilden sich die Ansätze der anderen Farben und Qualitäten der Aura. Das neugeborene Kind hat zu Beginn noch eine fast vollständig grüne Aura, welche jedoch nach und nach farbiger wird, bis die Aura ab etwa zwei bis drei Jahren vollständig ausgebildet ist. Im weiteren Verlauf des Lebens – wir haben es gesehen – geht es dann darum, das grüne Herzen in ein weißes zu verwandeln und nach und nach alle Farben ins Herz aufzunehmen. Die Aura eines gesunden Menschen, der den Weg des Herzens geht, verwandelt sich also im Verlauf des Lebens von grün zu farbig zu weiß.

Während der Geburt und in der Zeit danach ist der Mensch nach wie vor äußerst empfindlich auf die Umgebung, und oft entstehen weitere, oft traumatische Wunden. Auch diese müssen wir als erwachsene Menschen im Nachhinein heilen, und auch hier gelten die oben erwähnten Vorsichtsmaßnahmen. Folgen Sie also immer den Anweisungen Ihres spirituellen Helfers.

Gemeinsam mit seinem spirituellen Helfer erlebte ein Mann seine Geburt nochmals. Er erzählte: »Ich konnte die Empfindungen spüren, aber ich kann sie nicht richtig beschreiben … Es war eine unglaubliche Unruhe, es war alles anders als zuvor, es war unangenehm, und immer wieder entstand ein Druck, es müsste etwas geschehen, aber gleichzeitig durfte es nicht. Es entstand eine Diskrepanz zwischen meinem inneren Drang und der äußeren Aufforderung. Es passte nicht zusammen, der äußere Druck war aber größer, etwas riss und ich wurde geboren.« Dieser Mann erfuhr später, dass seine Geburt eingeleitet worden war. Er erlebte in seinem Leben immer wieder die Spannung, dass er etwas machen musste, was seinem inneren Wesen widersprach. So musste er beispielsweise im Beruf immer wieder Termine einhalten, die ihm überhaupt nicht entsprachen. Mit einer weiteren schamanischen Reise konnte er auch einen Zusammenhang mit einem latenten Leistenbruch finden. Der Mann ließ die Verzweiflung der Geburt immer wieder zu, und mit der Zeit stresste ihn der Termindruck im Geschäft nicht mehr so stark. Auch ist seine Leiste bisher nicht gebrochen.

Und was ist vor der Empfängnis?

Vielfach hört man, die Seele wähle vor der Geburt ein bestimmtes Leben mit definierten Eltern und diese gelange dann einige Zeit nach der Zeugung zum ungeborenen Kind. Schamanen sehen dies in der Regel anders: Bei der Zeugung entsteht eine Resonanz mit einem Seelenstrahl beziehungsweise mit einem Teil der Gesamtseele. Diese Verbindung geschieht gewissermaßen einfach, ohne dass eine bewusste Entscheidung, ein absichtlicher Plan oder eine vorsätzliche Strategie dahinterstecken würde. Diese Resonanz entsteht als Resultat des Drängens der Seele zur Liebe hin. Es ist so wie bei der Erdanziehungskraft: Sie zieht an allen Teilen eines Flusses, ohne dass vorher ein Plan bestanden hätte. Die Verbindung der Seele – oder präziser: des Seelenstrahles – mit einem konkreten Menschen ist also eher eine passive Angelegenheit als eine aktive Entscheidung der Seele.

Deshalb messen Schamanen dem Thema »vergangene Leben« kaum Bedeutung zu. Es geht ihnen vielmehr darum, sich im gegenwärtigen Leben zu heilen, also den eigenen Weg zu gehen. Mehr ist nicht nötig, mehr wird nicht verlangt.

Der Tod

Betrachten wir nun das andere Ende des menschlichen Lebens, den Tod. Wir haben gesehen, dass die Aufgabe des Menschen ist, Liebe zu werden, das heißt die Pole Körper, Aura und Seele zusammenzubringen. Wie gut uns dies gelungen ist, bestimmt dann auch, was beim Tod geschieht. Wir können hierzu zwei Fälle unterscheiden:

- Beim ersten und vermutlich sehr seltenen Fall bringen wir die drei Pole tatsächlich vollständig zusammen. Haben wir diesen Zustand erreicht, sind wir nur noch reine Liebe und sonst nichts. Es ist eine radikale Situation, denn weder bleibt der Körper (d. h. es gibt keine Leiche) noch die Aura übrig und ebenfalls besteht unser Seelenstrahl nicht mehr. Es ist gewissermaßen so, als wären wir gar nie dagewesen. Entsprechend erinnert sich auch niemand an uns. Ich weiß, dies können wir uns kaum vorstellen, es widerspricht allem, was wir gewohnt sind (was ist mit allen Beziehungen, mit allem, was wir erreicht haben?) – ich lasse die Idee trotzdem stehen. Vielleicht ist aber auch alles ganz anders: Als Mensch ist es nicht möglich, den Zustand der reinen Liebe wirklich darzustellen.

- Viel häufiger ist der zweite Fall, nämlich dass wir die drei Pole nicht ganz zusammenbringen. Hier trennt sich beim Sterben die Aura vom Körper. Beide bleiben noch eine Zeit lang erhalten, bis der Körper verwest und die Energiestränge der Aura sich abgebaut haben. Die Seele hingegen besteht nach dem Tod noch. Dies gilt sowohl für den einzelnen Seelenstrahl, welcher uns beseelt hatte, wie auch für die Gesamtseele.

Für beide Fälle gilt, dass sich die Seele während der Zeit, in der sie mit einem Menschen verbunden war, verändert. Wenn sich also die Seele beim Tod »zurückgezogen« hat, ist sie durch alle Erlebnisse des Menschen beeinflusst worden. Hat sich der Mensch während des Lebens zur Liebe hin bewegt, so hat die Seele ebenfalls entsprechende Schritte gemacht. Hat sich hingegen der Mensch von der Liebe entfernt, so hat sich die Gesamtseele ebenfalls von der Liebe entfernt. Alle unsere Bemühungen, den eigenen Weg zu gehen, sind also in der Gesamtseele sichtbar.

Heißt das nun, das jeder letzte Mensch sich Richtung Liebe bewegen muss, damit die Seele tatsächlich dorthin gelangt? Ich fragte dies meinen spirituellen Helfer. Seine überraschende Antwort: »Nein, keinesfalls, es braucht nur eine kritische Masse. Gewisse Menschen leisten aber auch ihren Beitrag, indem Sie bei anderen heftige Gefühle auslösen und auf diese Weise deren Heilung unterstützen. Der ›negative Effekt‹ wird dadurch mehr als aufgehoben.«

Der Deathwalk

Alles in allem überlegt sich der Schamane aber nicht allzu viel die genauen Mechanismen beim Sterben, sondern er konzentriert sich auf den Einfluss des Todes auf sein jetziges Leben. Hier ist der Tod von allergrößter Bedeutung und wird zum ständigen Begleiter des Schamanen. Das sieht so aus:

Da der Tod das vollständige Loslassen bedeutet und außerdem nie klar ist, wann er eintritt, bringt der Tod unsere Aufmerksamkeit ungemein in die Gegenwart. Da ein Weg nur im Jetzt gegangen werden kann, hilft der Tod, diesen wahrzunehmen und zu gehen. Schamanen verhalten sich also ständig so, wie wenn der Tod nächstens eintreten würde. Jede Handlung, jeder Schritt, jeder Atemzug, jede Begegnung könnte die letzte sein. Entsprechend muss alles mit großer Sorgfalt und vollem Bewusstsein gemacht werden. Deshalb geben sich Schamanen auch für alles, was sie tun, genügend Zeit. Sie leben also dauernd in folgendem Spannungsfeld: Jede Handlung ist die letzte, dennoch besteht für alles genügend Zeit. Diese Philosophie nennen Schamanen den Deathwalk: Immer kann der nächste Schritt in den Tod führen, doch bleibt für jeden Schritt genügend Zeit. Hier eine Übung, um das Bewusstsein eines Deathwalks zu vergegenwärtigen:

> *Übung: Stellen Sie sich vor, es könnte jederzeit auf Sie geschossen werden. Vielleicht werden Sie dabei tödlich getroffen, vielleicht auch nicht. Unternehmen Sie mit diesem Bewusstsein einen Spaziergang oder gehen Sie alltäglichen Dingen nach. Beobachten Sie dabei, wie sich Ihre Wahrnehmung verändert.*

Der Tod als Lehrer

Sie sehen, der Tod ist also ein sehr wertvoller Lehrer, freunden Sie sich deshalb mit ihm an. Er bringt Sie in die Gegenwart und zeigt ihnen den richtigen Weg. Ich schlage deshalb vor, dass Sie ihn in einer schamanischen Reise näher kennenlernen. Fragen Sie ihn, was er Ihnen noch beibringen kann.

In einer schamanischen Reise fragte eine Frau genau dies und erlebte Folgendes: »Zuerst kam eine weiße Gestalt mit einer Sense und einem Totenkopf, genau so, wie man das in vielen Darstellungen sieht. Ich hatte Angst und drehte mich fragend zu meinem spirituellen Helfer. Er zeigte nochmals auf den Tod hin und sagte, ich solle genauer hinschauen. Ich tat es, und der Tod ließ sein Gewand fallen, und darunter kam ein weißes Licht zum Vorschein und fand: »Ich bin gar nicht das, was du denkst!« Zögerlich ging ich auf das Licht zu und fragte, was ich von ihm lernen könne. In diesem Moment entstand eine Verbindung zwischen dem Licht und meinem Herzen. Ich fühlte eine umfassende innere Ruhe und Geborgenheit. Ich hatte ein tiefes Wissen, dass alles gut gehen würde.«

Ich bin schon mehrmals in Situationen gekommen, in denen ich beinahe umgekommen wäre. Meist war ich alleine im Freien unterwegs, beispielsweise konnte ich einmal auf einer Skitour gerade noch aus einer Lawine fahren, oder ein andermal musste ich in einer Höhle über einen nassen und rutschigen Hang klettern, der sich oberhalb eines so tiefen Abgrundes befand, dass meine Taschenlampe nicht bis unten scheinen konnte. Zugegebenermaßen resultierten diese Ereignisse meist aus Fahrlässigkeit, denn ich hatte nicht nach den Regeln der Kunst gehandelt. Aber alle zeigten mir den Tod deutlich. Immer spürte ich eine weiße Gestalt neben mir, die sich als »der Tod« anfühlte. Obwohl ich jedes Mal größte Angst hatte, gab mir die Gestalt das Vertrauen, es würde gut gehen. Dieses Vertrauen und der Kontakt mit dem Tod ließen mich vollständig auf das Jetzt konzentrieren und veränderten meine Wahrnehmung auf eine Art, die ich gar nicht beschreiben kann. Und genau diese veränderte Wahrnehmung machte es wahrscheinlich möglich, dass ich überhaupt das Richtige tat, um zu überleben. Der Tod half mir also zu leben.

Es muss aber nicht so dramatisch sein, damit Sie den Tod spüren oder sich seiner bewusst werden. Sterben kann immer dann gut geübt werden, wenn Sie Verluste erleben. Werden Sie sich jeweils der Gefühle bewusst, welche der Verlust bei Ihnen auslöst. Dadurch verlieren wir die Angst vor dem Tod, was uns im Übrigen unglaublich befreit. Kommt es nämlich nicht mehr darauf an, ob wir überleben oder nicht, können wir viel mutiger die richtigen Schritte in unserem Leben vornehmen.

Ein langes Leben?

Der Tod ist das Ende des Lebens. Sind wir unserem Herzen nachgegangen, dann ist der Tod der Abschluss des Weges, dann haben wir alles gelernt und geheilt, was in diesem Leben möglich war. Es besteht danach auch kein Grund, weiterzuleben. Das Leben mag zwar schön, spannend und voller Genüsse sein, aber da der Weg abgeschlossen ist, ist es Zeit zu gehen. Vergleichen wir dies mit einer Schule, bei der wir viel lernen und erfahren, diese aber wieder verlassen, wenn wir das Diplom erhalten. Es ist also keine Schande, wenn wir sterben, genauso wenig wie es eine Schande ist, eine Schule abzuschließen. Im Gegenteil: Sterben ist eine Ehre, wir können stolz auf unsere Schritte sein. Sind wir unseren Weg gegangen, dann werden wir nicht mehr sterben müssen, sondern werden sterben wollen und den Tod willkommen heißen. Entsprechend ist es auch nicht erstrebenswert, möglichst alt zu werden. Auf der anderen Seite ist es natürlich auch nicht gut, möglichst schnell zu sterben. Wir gehen einfach unseren Weg – für gewisse Menschen dauert dieser länger, für andere weniger lang –, wir nehmen es so, wie es für uns eben ist.

Zurück zum Leben:
Was geschah mit Ihren Symptomen?

Nun – zwischen Geburt und Tod liegt unser Leben, unser Weg zum Herzen. Alles, was wir unterwegs antreffen, dient diesem Weg und hilft so unserer Heilung. Egal, wo wir gerade stecken, ob wir krank sind oder unlösbar scheinende Probleme haben, können wir wieder auf unseren Weg gelangen. Dabei müssen wir liebevoll und dankbar unsere Empfindungen zulassen und immer mit dem Herzen entscheiden. Ob die Symptome bleiben oder nicht, ist dabei unwichtig. All dies wissen wir mittlerweile bereits zur Genüge.

Trotzdem: Im ersten Kapitel forderte ich Sie auf, ein Symptom oder eine Krankheit zu wählen, um damit die verschiedenen Methoden zu üben. Meine Frage an Sie: Wie geht es Ihnen jetzt?

Übung: Erinnern Sie sich an das Symptom, welches Sie im ersten Kapitel gewählt haben. Ist es verschwunden? Sind Sie davon noch betroffen? Was hat sich seitdem verändert? Nehmen Sie sich etwas Zeit, diesen Fragen nachzugehen.

Sie wissen es: Um gesund zu sein, muss ihr Symptom nicht verschwunden sein, es muss Sie lediglich nicht mehr betroffen machen. Macht es Sie noch betroffen, dann sind Sie in Hinsicht auf diese Krankheit oder dieses Symptom noch nicht geheilt.

Ist es schlimm, wenn Sie noch betroffen sind? Haben Sie deshalb versagt? Nein, keinesfalls! Wichtig ist lediglich, dass Sie auf Ihrem Weg sind, dass Sie mit dem Herzen entscheiden und so weiter – Sie kennen das Vorgehen inzwischen. Sie haben ferner Ihr ganzes Leben Zeit, um sich zu heilen, setzen Sie sich also unter keinen unnötigen Erfolgszwang.

Die Frage geht natürlich auch an mich. Sie erinnern sich an meine lange Liste von Symptomen gleich zu Beginn des Buches. »Was ist damit geschehen?«, mögen Sie zu Recht fragen. Nun, während dem Schreiben dieses Buches sind fast alle verschwunden. Ich habe mich in dieser Zeit sehr wohl und gesund gefühlt. Nur der Nagelpilz (ausgerechnet das Symptom, das ich wohl am häufigsten als eigenes Beispiel genommen habe!) hat sich zwar etwas verbessert, die Symptome sind aber nicht gänzlich vergangen. Freilich, der Nagelpilz ist ein sehr hartnäckiges Symptom, aber wäre es nicht trotzdem schön, wenn ich auch hier von einem Erfolg berichten könnte? Nein! Das würde allem widersprechen, was ich bisher gesagt habe. Es kommt nicht darauf an, ob das Symptom noch da ist oder nicht, sondern es kommt nur darauf an, dass ich mithilfe des Symptoms meinen Weg gehe. Und da mich der Nagelpilz noch immer betroffen macht, wird er mir wohl noch eine Zeit lang als Wegweiser dienen.

So weit war ich, als ich das Buch zum ersten Mal fertig geschrieben hatte. Es entstand dann eine Verzögerung bei der Herausgabe. Selbstverständlich heilte ich weiter, und ich musste in meinem Leben einer anderen, mir sehr lieb gewordenen Person eine wichtige Grenze setzen, die bei mir aber äußerst heftige und heilende Gefühle auslöste. Und nun ist der Nagel fast ganz gesund! Wieder ein Beispiel, wie alles zusammenhängt.

Sorgsamer Umgang mit den eigenen Kräften

Bevor ich alles zusammenfasse, noch eine wichtige Bemerkung, die für Ihr ganzes Leben gilt: Gehen Sie äußerst sorgfältig mit Ihren Kräften beziehungsweise mit Ihrer Energie um. Für Ihren eigenen Weg haben Sie genügend Kraft, aber es wird nicht reichen, wenn Sie Dinge machen, die mit dem eigenen Weg nichts zu tun haben. Nur schon, wenn Sie Ihre Aufmerksamkeit auf anderes richten, als auf das, was mit Ihnen zu tun hat, verlieren Sie wertvolle Energie, die Sie dann nicht mehr für sich einsetzen können.

Die Sache ist radikal: Sie haben keine Energie für Dinge, die mit Ihnen nichts zu tun haben. Überprüfen Sie also Ihr ganzes Leben, ob Sie Ihre Kräfte für Ihren eigenen Weg verwenden oder nicht. Fragen Sie: Gehören diese Fernsehprogramme, diese Zeitschriften, dieser Besuch, diese vielen Arbeitsstunden wirklich zu Ihrem Weg? Wenn nicht, dann hören Sie auf damit. Es ist oft besser, untätig auf dem Bett zu liegen und das Sein zu üben, als sich von Fernsehen, Geselligkeit und Ähnlichem ablenken zu lassen. Nicht, dass ich diese Tätigkeiten grundsätzlich ablehne – der Schamane tut nie etwas grundsätzlich! –, aber Ihr Herz muss einverstanden sein.

Verschwenden Sie also keine Energie. Alles muss für Sie und nur für Sie eingesetzt werden. Verwenden Sie nur Kräfte für andere, wenn dies auf Ihrem Weg ist. Jeder Moment des Lebens zählt, Sie sind immer auf dem Weg. Achten Sie mit äußerster Konsequenz darauf.

Auf der anderen Seite dürfen Sie aber auch nicht zu sparsam sein. Die Kraft für den aktuellen Weg muss man voll ausgeben. Es geht auch nicht darum, für schlechte Zeiten zu sparen. Das ist genauso problematisch wie Ausgaben, die nichts mit Ihnen zu tun haben.

Das Wichtigste zusammengefasst

Gehen wir nun zum Schluss die wichtigsten Punkte des schamanischen Heilens nochmals durch:

- Der Schamane geht immer und konsequent seinen eigenen Weg, welcher ihn zusehends zur Liebe führt.

- Als Unterstützung für diesen Weg hat der Schamane die Möglichkeit, die alltägliche Wahrnehmung einer materiellen Welt zu verlassen, um in einer umfassenderen, spirituellen Wahrnehmung übergeordnete Blickwinkel zu erfahren.

- In diesem Buch unterscheide ich beim Menschen die drei Pole Körper, Aura und Seele, welche sich alle Richtung Liebe oder zum Herzen bewegen.

- Im Pol »Körper« äußern sich Abweichungen vom eigenen Weg mit körperlichem Schmerz. Der Körper wird geheilt, indem der Schmerz liebevoll und dankbar akzeptiert und zugelassen und gleichzeitig immer konsequent mit dem Herzen entschieden wird.

- Im Pol »Aura« sind Abweichungen vom Weg als die Gefühle Wut oder Sehnsucht bemerkbar. Für die Heilung müssen diese Gefühle liebevoll und dankbar akzeptiert und zugelassen werden.

- Im Pol »Seele« ist Verzweiflung das Zeichen der Abweichung. Auch hier muss für eine Heilung die Verzweiflung angenommen werden.

- Abweichungen vom Weg entstehen bei jeder Entscheidung, die nicht mit dem Herzen gefällt wird. Wir können aber oft nicht mit dem Herzen entscheiden, weil wir verwundet sind. Wunden, wiederum, entstehen in allen drei Polen beispielsweise dadurch, dass wir gezwungen werden, Dinge zu tun, die uns nicht entsprechen.

- Für unsere eigene Heilung bewährt sich ein Vorgehen in vier Schritten. Der erste Schritt zeigt einen Heilungsbedarf auf.

Dieser wird durch eine der Empfindungen Schmerz, Wut, Sehnsucht oder Verzweiflung angezeigt. Im zweiten Schritt listen wir alle Möglichkeiten auf, die uns in den Sinn kommen, um wieder auf den Weg zu gelangen. Als dritten Schritt entscheiden wir mit dem Herzen, welche der Möglichkeiten wir umsetzen, und als vierten und letzten Schritt setzen wir genau das um, was unser Herz entschieden hat. Jeder dieser Schritte kann mit einer schamanischen Reise unterstützt werden.

- Wollen wir anderen bei ihrer Heilung behilflich sein, so müssen wir sehr genau mit unserem Herzen entscheiden, ob die Hilfe tatsächlich auf unserem Weg ist. Gleichzeitig müssen wir uns bewusst sein, dass der Zustand des anderen auch mit uns zu tun hat; seine Symptome finden wir auch in uns, womit das Heilen anderer auch eine Heilung von uns selbst wird.

- Alles, was wir an Problemen in der Welt oder in unserer unmittelbaren Umgebung wahrnehmen, sind auch Probleme in unserem Inneren und umgekehrt. Dank dieser Wechselwirkung entdecken wir Themen der Heilung, die sonst untergehen würden. Probleme und Themen in verschiedenen Lebensbereichen hängen oft zusammen und bilden Netzwerke. Hier können wir an verschiedenen Orten mit der Heilung ansetzen und alles unterstützt einander.

- Der Umgang mit der Welt der Medizin wird Herausforderungen an den eigenen Weg stellen, diese können aber gerade verwendet werden, um uns selber zu heilen.

- Das Leben findet zwischen Zeugung und Tod statt. In unseren ersten Jahren ist das Verwundungsrisiko am größten. Diese Wunden heilen wir dann im Verlauf des Lebens – dies ist unser Weg, so entdecken wir unser ureigenes Wesen. Der Tod ist der ständige Begleiter des Schamanen, weil er ihm ein vollständiges Bewusstsein des Augenblickes ermöglicht, denn Wege finden im Jetzt statt. Herzentscheide können nur im Jetzt gefällt werden.

Hatten Sie das alles so erwartet?

Ich beschreibe hier einen radikalen Ansatz – so anders als fast alles, was Sie in der Welt der Medizin, aber auch der Spiritualität oder Esoterik hören. Meist geht es dort immer darum, auf irgendeine Art Leiden zu vermeiden. Beim hier beschriebenen Vorgehen ist es anders: Es geht nicht darum, dass wir ohne Symptome leben können, sondern darum, einen inneren Weg zur Liebe zu gehen. Es geht nicht um äußeren Erfolg, um Macht über unseren Körper, sondern um unser Herz, darum also, dass wir die Bewegung der Seele zulassen und ihren Drang unterstützen, sich zur Liebe hin zu bewegen.

Die Vorgehensweise dieses Buches ist genau das Gegenteil der Art und Weise, wie unsere Gesellschaft normalerweise mit Dingen umgeht. Üblich ist, dass wir alles kontrollieren wollen: Mit unserer Landwirtschaft kontrollieren wir die Natur, mit unseren Gesetzen das Verhalten der Menschen, mit unserer Medizin den menschlichen Körper. Weil unsere Gesellschaft so stark auf Kontrolle und Macht aus ist, wird bei den meisten alternativen Heilmethoden das genau Gleiche gemacht, denn auch hier steht der Körper im Vordergrund. Die Methoden sind zwar manchmal sanfter und haben weniger Nebenwirkungen, was aber nichts an der Tatsache ändert, dass es vor allem um Symptombekämpfung geht. Der grundsätzliche Unterschied ist nicht, ob spirituelle Welten akzeptiert werden oder nicht, ob mit technischen oder homöopathischen Mitteln gearbeitet wird, sondern ob wir den Körper zu kontrollieren versuchen oder ob wir die Absicht einer höheren Instanz, den Drang zur Liebe zulassen. Beim Schamanismus im Sinne dieses Buch geht es um die höhere Einheit: Wir heilen uns, indem wir unseren Weg gehen. Die Symptome sind Wegweiser auf diesem Pfad.

Und wie sehen Sie es jetzt? Legen Sie das Buch beiseite und denken Sie darüber nach. Können Sie voll und ganz zu Ihrem Weg stehen? Damit Sie diesen Weg gehen können, müssen Sie sich dafür entscheiden und dann alles daran setzen, wirklich alles, um dran zu bleiben. Sonst klappt es nicht, denn die Versuchung der anderen Wege ist groß, weil diese mehr Geld, Gemütlichkeit, Sicherheit, Reize oder Ähnliches versprechen. Nochmals: Sie müssen sich ganz bewusst entscheiden!

Zum Abschluss

Es macht also nichts, wenn wir krank sind und alle möglichen Symptome haben, denn so können wir uns heilen. Das höchste Gesetz des Schamanen ist es, er selbst zu werden, sein wahres Zentrum zu finden, um so die Absicht unserer Seele zu erfüllen. Unsere Heilung ist unser Weg und gleichzeitig auch der Weg der Seele. Wir heilen uns und werden Liebe.
Dabei kommt es nicht darauf an, ob die Krankheiten oder die Symptome verschwinden oder ob sie dies nicht tun. Es kommt nur darauf an, ob wir einen inneren Weg gehen oder nicht. Die Krankheit ist der Wegweiser, sonst nichts.
Der Weg des Herzens ist voller Hindernisse und Herausforderungen. Diese sind notwendig, damit wir uns selbst spüren und unsere Wunden heilen. Lassen wir mit Dankbarkeit und Demut unser Herz zu. Alles andere folgt daraus. Ich wünsche Ihnen dabei alles Gute!